Pflege und Betreuung

Keine Frage offen

Günther Dingeldein · Peer Frank · Martin Wahlers

Haufe Mediengruppe
Freiburg · Berlin · München

Bibliografische Information der Deutschen Nationalbibliothek

Die Deutsche Nationalbibliothek verzeichnet diese Publikation in der Deutschen Nationalbibliografie; detaillierte bibliografische Daten sind im Internet über http://www.d-nb.de abrufbar.

ISBN: 978-3-648-01294-9   Bestell-Nr. 04610-0001

1. Auflage 2011

© 2011, Haufe-Lexware GmbH & Co. KG,
Munzinger Straße 9, 79111 Freiburg

Redaktionsanschrift: Fraunhoferstraße 5, 82152 Planegg/München
Telefon: (0 89) 8 95 17-0
Telefax: (0 89) 8 95 17-2 90
www.haufe.de
online@haufe.de
Produktmanagement: Dr. Leyla Sedghi

Alle Rechte, auch die des auszugsweisen Nachdrucks, der fotomechanischen Wiedergabe (einschließlich Mikrokopie) sowie die Auswertung durch Datenbanken vorbehalten.

Produktion: bretzinger : media.production, Baden-Baden
Umschlag: Kienle Visuelle Kommunikation, Stuttgart
Druck: Dürrschnabel Druckerei und Verlag GmbH, Elchesheim-Illingen

Zur Herstellung dieses Buches wurde alterungsbeständiges Papier verwendet.

Vorwort

Das Statistische Bundesamt hat 2005 ermittelt, dass bis zum Jahr 2030 die Zahl der über 65-Jährigen von etwa 16 Millionen auf über 22 Millionen ansteigen wird. Das wäre ein Zuwachs von rund 40 Prozent. Wer älter wird, wird dadurch nicht eben gesünder. Etwa zwei Millionen Menschen in Deutschland sind schon jetzt pflegebedürftig und die Zahl wird proportional zur Entwicklung der Alterspyramide weiter ansteigen.

Man muss keine Statistik bemühen, um den »demografischen Wandel« nachvollziehen zu können. Es dürfte heute kaum mehr Familien geben, die nicht schon ihre Erfahrungen mit der Pflege der Eltern oder Großeltern gemacht haben oder in denen nicht die eigene Alters- und Pflegevorsorge diskutiert wurde. Im ersten Teil des Ratgebers werden deshalb die Grundbegriffe des Pflegerechts erläutert und die wichtigsten Fragen zu den Pflegestufen, den Leistungen der Pflegekassen und den Kosten der Pflege beantwortet.

Wer pflegebedürftig ist, ist in aller Regel nicht mehr in der Lage, alle seine Angelegenheiten selbstständig zu regeln. Sobald pflegerische, medizinische oder erhebliche finanzielle Entscheidungen getroffen werden müssen, muss geklärt werden, wer die Vertretung des Betroffenen in persönlichen und Vermögensangelegenheiten übernimmt. Hat der Betroffene keinen Bevollmächtigten ernannt, wird vom Gericht ein Betreuer bestimmt. Im zweiten Teil des Buchs werden Sie erfahren, wie das Gericht den Betreuer auswählt, welche Aufgaben dieser zu erfüllen hat und wie er überwacht wird. Außerdem gehen wir kurz auf die wichtigsten Vorsorgeverfügungen ein. Mit der Patientenverfügung, der Betreuungsverfügung und der Vorsorgevollmacht kann nämlich der Betroffene Einfluss auf die Betreuung nehmen oder diese womöglich sogar verhindern kann.

Aus Gründen der Übersichtlichkeit haben wir auf die Angabe konkreter Rechtsprechung verzichtet und uns bei der Nennung von gesetzlichen Vorschriften auf die gesetzlichen Regelungen beschränkt, die auch für Nichtjuristen verständlich sind. Im Internet sind die Vorschriften des Bundesgesetzgebers kostenlos unter www.bundesrecht.juris.de abrufbar.

Günther Dingeldein
Peer Frank
Martin Wahlers

Inhalt

Kapitel 1
Grundsätzliches zur Pflege

Pflege – was ist darunter zu verstehen? 14
Wie ist die Pflege organisiert? 16
Wie ist die Pflege gesetzlich geregelt? 18
Auf welchen Prinzipien beruht das Pflegerecht? 20

Kapitel 2
Pflegebedürftigkeit

Wann ist man pflegebedürftig? 24
Krankheit oder Behinderung – was ist darunter zu verstehen? 26
Hilfe bei Verrichtungen im Ablauf des täglichen Lebens was umfasst sie? 28
Körperpflege – was umfasst sie? 30
Ernährung – was gehört dazu? 32
Was gehört zur Mobilität? 34
Hauswirtschaftliche Versorgung – was umfasst sie? 36
Pflegestufe – was ist das? 38
Welche Pflegestufen gibt es? 40
Wann liegt ein Härtefall vor? 42
Was sind pflegeerschwerende bzw. -erleichternde Faktoren? 44
Gibt es Besonderheiten bei bestimmten Personengruppen? 46
Pflege von Kindern – was ist zu beachten? 48

Inhalt

Kapitel 3
Leistungen im Pflegefall

Welche Leistungen gibt es? 52
Welche Leistungen werden bei häuslicher Pflege gewährt? 54
Pflegesachleistungen – was ist das? 56
Pflegegeld – wann wird es gewährt? 58
Wie hoch ist das Pflegegeld? 60
Wie wirkt sich das Pflegegeld auf Abgaben, Beiträge
oder andere Einkünfte aus? 62
Schließen sich Pflegegeld und Pflegesachleistungen
gegenseitig aus? 64
Teilstationäre Pflege – was versteht man darunter? 66
Vollstationäre Pflege – was umfasst sie? 68
Kurzzeitpflege – was ist das? 70
Was sind Pflegehilfsmittel? 72
Wohnumfeldverbessernde Maßnahmen – was ist
darunter zu verstehen? 74
Welche Leistungen kann die Pflegeperson beanspruchen? .. 76
Welche Auswirkungen haben Zahlungen an die
Pflegeperson? 78
Wie wirkt sich Pflege auf ein Arbeitsverhältnis aus? 80

Kapitel 4
Verfahrensfragen

Was muss man tun, um Leistungen zu erhalten? 84
Wer stellt die Pflegebedürftigkeit fest? 86
Pflegetagebuch – was ist das? 88
Wie kann ich die Entscheidung der Pflegeversicherung
überprüfen? 90

Wie kann ich die Entscheidung der gesetzlichen
Pflegeversicherung angreifen? 92
Wie kann ich mich gegen Entscheidungen der privaten
Pflegeversicherung wehren? 94

Kapitel 5
Kosten der Pflege

Decken Leistungen der Pflegeversicherung den gesamten
Lebensbedarf? 98
Wer haftet für den Unterhalt des Pflegebedürftigen? 100
Rückgriff des Sozialamts – was bedeutet das? 102

Kapitel 6
Grundsätzliches zur Betreuung

Geschäftsfähigkeit – was bedeutet das? 106
Welche Aufgaben kann ein Betreuer übernehmen? 108
Kann der Betreute noch selbst Entscheidungen treffen? ... 110
Einwilligungsvorbehalt – was ist das? 112
Wann endet die Betreuung? 114
Kann man auch mehrere Betreuer haben? 116

Kapitel 7
Einrichtung der Betreuung

Welches Gericht ist zuständig? 120
Betreuungsantrag – wer kann ihn stellen? 122
Wie läuft das Betreuungsverfahren ab? 124
Wer kommt als Betreuer in Betracht? 126
Nach welchen Gesichtspunkten wird der Betreuer
ausgewählt? 128

Inhalt

Wie kann der Betreute die gerichtliche Entscheidung anfechten? ... 130

Welche Rechte haben Angehörige im Betreuungsverfahren? ... 132

Kapitel 8
Tätigkeit des Betreuers

Wann beginnt die Tätigkeit des Betreuers? ... 136

Vom Gericht zum Betreuer bestellt – was jetzt? ... 138

Vermögenssorge – welche Aufgaben obliegen dem Betreuer? ... 140

Rechnung legen durch den Betreuer – was heißt das? ... 142

Personensorge – welche Aufgaben hat der Betreuer? ... 144

Was umfasst die Gesundheitsfürsorge? ... 146

Darf der Betreuer alle Entscheidungen anstelle des Betreuten treffen? ... 148

Was kostet die Betreuung? ... 150

Kapitel 9
Überwachung und Haftung des Betreuers

Wer stellt sicher, dass der Betreuer pflichtgemäß handelt? ... 154

Betreuungsgerichtliche Genehmigung – in welchen Fällen ist sie erforderlich? ... 156

Gesundheitsfürsorge – wann ist Genehmigung des Betreuungsgerichts erforderlich? ... 158

Unterbringung des Betreuten – wann ist eine gerichtliche Genehmigung erforderlich? ... 160

Pflichtverletzungen des Betreuers – was veranlasst das Betreuungsgericht? ... 162

Inhalt

Wie kann sich der Betreuer vor Haftungsrisiken
schützen? 164
Welche Probleme kann es nach dem Ende der
Betreuung geben? 166

Kapitel 10
Betreuung und Vorsorgeverfügungen

Wie kann der Betreute auf die Betreuung Einfluss
nehmen? 170
Vorsorgevollmacht – was ist das? 172
Wie errichte ich eine Vorsorgevollmacht? 174
Was muss eine Vorsorgevollmacht beinhalten? 176
Was ist besser – eine Vorsorgevollmacht oder
eine Betreuung? 178
Betreuungsverfügung – was ist das? 180
Was ist eine Patientenverfügung? 182
Auf was muss ich bei der Errichtung einer
Patientenverfügung achten? 184
Wo sollte ich meine Vorsorgeverfügung aufbewahren? 186

Stichwortverzeichnis 188

Kapitel 1
Grundsätzliches zur Pflege

Im Jahr 1995 wurde die letzte große Lücke in der sozialen Versicherung geschlossen. Seither gibt es die Pflegeversicherung als eigenständigen Zweig der Sozialversicherung. Jeder, der gesetzlich krankenversichert ist, ist automatisch in der sozialen Pflegeversicherung versichert. Und jeder privat Krankenversicherte muss eine private Pflegeversicherung abschließen.

Pflege – was ist darunter zu verstehen?

Wenn man von Pflege spricht, meint man meist die Versorgung einer Person durch Andere, da die gepflegte Person nicht oder nicht mehr dazu in der Lage ist. Die folgenden Ausführungen beziehen sich allerdings auf die Pflege im Sinne der sozialen Pflegeversicherung. Diese ist von anderen Formen der Pflege zu unterscheiden.

In unserer Gesellschaft sind viele Menschen nicht in der Lage, sich selbst eigenständig zu versorgen. Die Ursachen hierfür sind vielfältig. Kleinkinder müssen erst lernen, sich selbst zu versorgen. Oft führen äußere Umstände wie Krankheiten oder Unfälle dazu, dass man auf fremde Hilfe angewiesen ist. Im Alter lassen körperliche und geistige Fähigkeiten nach, sodass eine Vielzahl von alten Menschen ebenfalls auf Hilfe im täglichen Leben angewiesen ist.

Dass ein Wachkomapatient gepflegt werden muss, weil er es selbst nicht kann, ist einleuchtend. Aber auch ein Säugling kann sich (noch) nicht selbst versorgen und benötigt rund um die Uhr eine gewisse Pflege. Ein Patient im Krankenhaus wird in den ersten Tagen nach einer Operation vom Personal gepflegt, und zwar so lange, bis es ihm wieder besser geht und er sich wieder selbst um seine Belange kümmern kann. In allen Fällen spricht man von Pflege. Nicht alle genannten Fälle haben aber einen Eintritt in die Pflegeversicherung zur Folge.

Grundsätzliches zur Pflege

Pflege im Sinne der sozialen Pflegeversicherung

Zur Pflege im Sinne der sozialen Pflegeversicherung gehört beispielsweise das Waschen des Körpers, das Füttern, Hilfe bei der Mobilität, aber auch Verrichtungen wie Einkaufen, Kochen oder Putzen. Das Füttern von Kleinkindern gehört in der Regel nicht zu dieser Pflege. Auch die kurzzeitige Versorgung in einem Krankenhaus oder die Behandlung von Krankheiten oder Verletzungen sind keine Pflege in diesem Sinne.

Doch wie verhält es sich z. B. mit einem behinderten Kleinkind? Abzustellen ist hier auf das normale Entwicklungsstadium eines gleichaltrigen Kindes. Bestehen krankheits- oder behinderungsbedingte Unterschiede, kann der hierdurch entstehende Mehraufwand für eine Pflege im Sinne der sozialen Pflegeversicherung sprechen.

Ein Unterschied besteht auch zur sogenannten Behandlungspflege. Von Behandlungspflege spricht man z. B. bei Wechseln von Verbänden oder der Gabe von Injektionen. Im Normalfall ist hierfür die Krankenversicherung zuständig, die Behandlungspflege kann aber bei der Frage der Dauer der täglichen Pflege eine Rolle spielen.

In Einzelfällen fällt die Abgrenzung nicht immer leicht, feste gesetzliche Vorgaben gibt es nicht immer, sodass eine Vielzahl von Gerichtsurteilen ebenso zu beachten ist wie die Gesetze und hierauf beruhende Verordnungen und Richtlinien.

Die soziale Pflegeversicherung befasst sich nicht nur mit Belangen der zu pflegenden Personen, es bestehen auch Bestimmungen für die Personen, die andere Personen pflegen. Neben dem Sozialrecht gibt es auch im Arbeitsrecht sowie im Steuerrecht Vorschriften, die bei der Pflege beachtet werden sollten.

Wie ist die Pflege organisiert?

Drei Gruppen sind von Bedeutung: die Pflegeversicherungen, die Versicherten und die Leistungserbringer.

Pflegeversicherungen

Bei den Pflegeversicherungen unterscheidet man zwischen der gesetzlichen Pflegeversicherung und der privaten Pflegeversicherung.

Träger der gesetzlichen Pflegeversicherung sind die Pflegekassen. Bei jeder Krankenkasse ist eine Pflegekasse errichtet worden. Bei den Pflegekassen handelt es sich um rechtsfähige Körperschaften des öffentlichen Rechts, die sich selbst verwalten. Die Organe der Pflegekassen, z.B. der Vorstand oder der Aufsichtsrat, sind identisch mit den jeweiligen Organen der Krankenkasse.

Neben den gesetzlichen Pflegekassen gibt es die privaten Pflegeversicherungen. Dies sind Versicherungsunternehmen mit unterschiedlichen Rechtsformen.

Versicherte

Die meisten Personen in Deutschland sind Mitglieder der gesetzlichen Pflegekassen. Bei welcher Pflegekasse Sie versichert sind, hängt von der Krankenkasse ab, bei der Sie versichert sind. Als Arbeitnehmer zahlen Sie von Ihrem Bruttolohn Beiträge zur gesetzlichen Pflegeversicherung, der Beitragssatz liegt derzeit bei 1,95 Prozent, kinderlose Versicherte zahlen einen Aufschlag von 0,25 Prozent. Die Höhe des Beitragssatzes macht deutlich, dass die gesetzliche Pflegeversicherung nicht in der Lage ist, sämtliche Kosten, die im Zusammenhang mit einer notwendig gewordenen Pflege entstehen, zu tragen. Durch den demografischen Wandel ist abzusehen, dass die Beiträge in der Zukunft steigen werden, um die steigenden Kosten durch mehr pflegebedürftige Menschen tragen zu können.

Private Pflegeversicherung

Wenn Sie von der Versicherungspflicht in der gesetzlichen Krankenversicherung befreit sind (z. B. wegen eines hohen Einkommens, als Selbstständiger oder als Beamter), müssen Sie sich in einer privaten Versicherung sowohl kranken- als auch pflegeversichern. Die Beitragshöhe hängt von dem jeweils geschlossenen Vertrag ab; je mehr Leistungen im Versicherungsfall erbracht werden, desto höher sind die Beiträge.

Leistungserbringer

Leistungserbringer in der Pflegeversicherung erbringen die eigentliche Pflegeleistung. Die Leistungen werden erwerbsmäßig von Pflegediensten, Pflegeheimen oder selbstständigen Pflegepersonen erbracht. Neben diesen erwerbsmäßig tätigen Personen und Unternehmen gibt es eine sehr große Zahl an unentgeltlich pflegenden Personen. Hierbei handelt es sich meist um Angehörige oder Freunde, welche die Pflegebedürftigen im häuslichen Umfeld sozusagen ehrenamtlich pflegen. Der Gesetzgeber unterstützt diese unentgeltliche Pflege, indem er im Bereich des Steuerrechts oder des Arbeitsrechts Vergünstigungen gewährt.

Wie ist die Pflege gesetzlich geregelt?

In der Vergangenheit hatte ein Großteil der Bevölkerung keine Vorsorge für den Fall einer eintretenden Pflegebedürftigkeit getroffen. Dies führte dazu, dass viele Menschen besonders im Alter ihr Einkommen und Vermögen für Pflegeleistungen aufbrauchten. Wenn dies nicht ausreichte, musste staatliche Unterstützung, z. B. im Rahmen der Sozialhilfe in Anspruch genommen werden.

Der Gesetzgeber hat deshalb zum 1.1.1995 einen ganz neuen Sozialversicherungszweig ins Leben gerufen, die soziale Pflegeversicherung.

Rechtsgrundlagen

Regelungen über die soziale Pflegeversicherung enthält in erster Linie das Elfte Sozialgesetzbuch (SGB XI). Hier sind neben Grundsätzen über die Versicherungspflicht, die Beiträge oder die Organisation der Pflegekassen vor allem Vorschriften über Leistungen und den leistungsberechtigten Personenkreis enthalten.

Weitere Bestimmungen finden sich im Bereich der gesetzlichen Unfallversicherung. Dies kann für Sie dann von Bedeutung sein, wenn die Pflegebedürftigkeit auf einem Arbeitsunfall oder einer Berufskrankheit beruht.

Leistungen nach den Vorschriften des Bundesversorgungsgesetzes erhielten früher hauptsächlich Kriegsversehrte, aber auch

Grundsätzliches zur Pflege

heute verweisen noch zahlreiche Gesetze bei der Leistungsgewährung auf das Bundesversorgungsgesetz.

Falls die Leistungen der Pflegeversicherung zusammen mit dem Einkommen oder Vermögen der betroffenen Person nicht ausreichen, um die Pflege zu finanzieren, enthält das Zwölfte Sozialgesetzbuch (SGB XII) wichtige Regeln für Hilfeleistungen.

Versicherungspflicht in der gesetzlichen und privaten Pflegeversicherung

Die soziale Pflegeversicherung ist eine Pflichtversicherung. Wie bei der Krankenversicherung gibt es die Möglichkeit einer gesetzlichen und einer privaten Versicherung.

Wenn Sie freiwilliges Mitglied oder pflichtversichert in einer gesetzlichen Krankenversicherung sind, sind Sie gleichzeitig auch in der gesetzlichen Pflegeversicherung versichert. Dies gilt auch für Mitglieder im Rahmen einer Familienversicherung.

Falls Sie eine private Krankenvollversicherung abgeschlossen haben, müssen Sie bei diesem oder einem anderen privaten Versicherungsunternehmen ebenfalls einen Vertrag über eine Pflegeversicherung abschließen und diese aufrechterhalten. Der Umfang der privaten Pflegeversicherung muss dem Umfang der gesetzlichen Pflegeversicherung entsprechen, eine reine Zusatzversicherung ist nicht ausreichend. Wenn Sie der Verpflichtung zum Abschluss einer ausreichenden privaten Pflegeversicherung nicht nachkommen, kann dies eine Ordnungswidrigkeit darstellen, die mit einem Bußgeld geahndet wird.

Auf welchen Prinzipien beruht das Pflegerecht?

Es fällt nicht immer leicht, die Regelwerke des Gesetzgebers über die Pflegeversicherung zu verstehen. Hilfreich kann es für Sie sein, wenn Sie bei der Frage, ob und welche Leistungen erbracht werden müssen, bestimmte Prinzipien beachten, die für das gesamte Pflegerecht gelten. Stellen Sie sich einfach selbst die Frage, ob die von Ihnen begehrten Leistungen mit den folgenden Prinzipien im Einklang stehen.

Selbstbestimmungsrecht

Ziel der Leistungen soll es sein, den pflegebedürftigen Menschen ein möglichst selbstbestimmtes Leben zu ermöglichen. Deshalb können Sie zwischen mehreren Pflegearten wählen. Sie können die Pflege durch Angehörige oder andere freiwillige Helfer durchführen lassen, Sie können aber auch einen Pflegedienst beauftragen. Auch können Sie zwischen einer Pflege zu Hause oder in einem Heim entscheiden. Bei der Wahl des Pflegeheims sind auf Wunsch religiöse Bedürfnisse zu beachten.

Wirksamkeit und Wirtschaftlichkeit

Eingeschränkt wird das Selbstbestimmungsrecht durch das Gebot von Wirksamkeit und Wirtschaftlichkeit. Es werden also nur tatsächlich notwendige Leistungen erbracht. Sie können beispielsweise nicht auf ein teureres Hilfsmittel bestehen, nur weil es Ihnen besser gefällt, Sie müssen mit dem kostengünstigeren Hilfsmittel vorlieb nehmen, vorausgesetzt, es erfüllt seinen Zweck ebenso effektiv.

Vorrang der häuslichen Pflege

Die häusliche Pflege hat Vorrang vor teilstationärer oder stationärer Pflege. Hintergrund ist das Ansinnen des Gesetzgebers, Pflegebedürftige so lange wie möglich in ihrem gewohnten Umfeld zu belassen. Gerade ältere Menschen sind an ihre teilweise seit Jahrzehnten bestehende Umgebung gewöhnt; diesen soll wegen der Pflegebedürftigkeit nicht das soziale Umfeld genommen werden. Sicherlich spielen in diesem Zusammenhang auch Kostengesichtspunkte eine Rolle.

Prävention und Eigenverantwortung

Sowohl die Pflegekassen als auch die Bevölkerung sind dazu angehalten, ihren Teil dazu beizutragen, dass eine Pflegebedürftigkeit erst gar nicht eintritt. Wenn es einmal zur Pflegebedürftigkeit kommt, sollen alle Beteiligten darauf hinwirken, diesen Zustand nach Möglichkeit zu beseitigen. Sie müssen deshalb nach einem Unfall oder einer schweren Erkrankung selbst aktiv an der Genesung mitwirken.

Im Sozialrecht herrscht überwiegend der Grundsatz der Amtsermittlung. Dies bedeutet, dass sowohl die Pflegekasse als auch die private Pflegeversicherung in vielen Fällen den Sachverhalt umfassend von sich aus ermitteln müssen.

Wenn Sie die vorstehenden Prinzipien beachten, fällt es Ihnen vielleicht leichter, manche Entscheidungen der Pflegeversicherungen zu verstehen. Die Prinzipien können aber auch als Argumentationshilfe dienen, wenn Sie mit einer Entscheidung der Pflegeversicherung nicht einverstanden sind.

Kapitel 2
Pflegebedürftigkeit

Manchmal kann es ganz schnell gehen: Ein Unfall, ein Sturz – und Sie selbst oder jemand aus Ihrer Familie oder aus Ihrem Freundeskreis ist pflegebedürftig. Pflegebedürftigkeit kann in allen Lebensabschnitten auftreten. Pflegebedürftig sind Personen, die wegen einer körperlichen, geistigen oder seelischen Krankheit oder Behinderung für die gewöhnlichen und regelmäßig wiederkehrenden Verrichtungen im Ablauf des täglichen Lebens auf Dauer, voraussichtlich für mindestens sechs Monate, in erheblichem oder höherem Maße der Hilfe bedürfen. Mehr dazu erfahren Sie in diesem Kapitel.

Wann ist man pflegebedürftig?

Nicht jeder Mensch, der von anderen Personen umsorgt oder versorgt wird, ist pflegebedürftig. Um zu dem Kreis der Pflegebedürftigen im Sinne der sozialen Pflegeversicherung zu gehören, bedarf es einiger Merkmale, die erfüllt sein müssen.

Bei der Frage, ob Pflegebedürftigkeit besteht, ist immer auf den Einzelfall abzustellen. Es gibt keine gesetzlichen Vorgaben, dass bestimmte Erkrankungen oder Behinderungen immer eine Pflegebedürftigkeit zur Folge haben. Auch muss die Feststellung einer Schwerbehinderung durch das zuständige Versorgungsamt nicht zwangsläufig bedeuten, dass eine Person pflegebedürftig ist, selbst wenn der höchste Grad der Behinderung von 100 festgestellt wurde.

Gesetzliche Definition

Nach dem Wortlaut des Gesetzes sind Personen pflegebedürftig, wenn sie wegen einer körperlichen, geistigen oder seelischen Krankheit oder Behinderung für die gewöhnlichen und regelmäßig wiederkehrenden Verrichtungen im Ablauf des täglichen Lebens auf Dauer, voraussichtlich für mindestens sechs Monate, in erheblichem oder höherem Maße der Hilfe bedürfen.

Was die Begriffe Krankheit und Behinderung im Zusammenhang mit der Pflegebedürftigkeit bedeuten und was man unter Hilfe bei regelmäßig wiederkehrenden Verrichtungen im Ablauf des täglichen Lebens versteht, wird auf Seite 26 ff. erläutert.

Dauer des Hilfebedarfs

Zwar gilt grundsätzlich, dass Pflegebedürftigkeit nur bei mindestens sechsmonatiger Dauer eines Hilfebedarfs anzunehmen ist, es gibt aber auch Fälle, in denen Pflegebedürftigkeit auch bei kürzerer Dauer vorliegt. Wenn die betroffene Person an einer schweren und unheilbaren Krankheit leidet, kann es sein, dass zwar ein Hilfebedarf vorliegt, die verbleibende Lebenserwartung aber weniger als sechs Monate beträgt. In einem solchen Fall ist zu fragen, ob der Hilfebedarf bei einer gedachten längeren Lebenserwartung, beispielsweise von einem Jahr, vor Ablauf eines Jahres wegfiele. Wenn man dann zu dem Ergebnis gelangt, dass der Hilfebedarf unverändert fortbestehen würde, besteht auch in einem solchen Fall Pflegebedürftigkeit.

Der Zeitraum, für welchen nach einer Antragstellung noch Hilfebedürftigkeit besteht, ist bei der Frage nach der Pflegebedürftigkeit nicht relevant. Ist eine Person schon seit einem Jahr durchgehend auf Hilfe bei der Verrichtung alltäglicher Dinge angewiesen und dauert dieser Zustand nach der Antragstellung nur noch zwei Monate an, kann ein Antrag auf Leistungen der Pflegeversicherung nicht mit dem Argument abgelehnt werden, die Hilfebedürftigkeit habe nur noch zwei Monate nach Antragstellung angedauert. Maßgeblich ist allein, dass der Zustand der Hilfebedürftigkeit schon seit mehr als sechs Monaten andauert. Im Beispielsfall dauert die Hilfebedürftigkeit schon über ein Jahr an. Die Voraussetzung der sechsmonatigen Dauer der Hilfebedürftigkeit ist also erfüllt.

Eine andere Frage ist, ab welchem Zeitpunkt und für wie lange Leistungen zu gewähren sind. Im vorigen Beispiel wären Leistungen erst ab Antragstellung und auch nur für zwei Monate zu gewähren.

Krankheit oder Behinderung – was ist darunter zu verstehen?

Die Hilfebedürftigkeit eines Pflegebedürftigen muss durch Krankheit oder Behinderung verursacht sein. Nicht entscheidend ist, ob nur eine Krankheit, nur eine Behinderung oder beides zusammen vorliegt.

Krankheiten oder Behinderungen sind regelwidrige körperliche, geistige oder seelische Zustände, welche die Ausübung der normalen Körperfunktion beeinträchtigen.

Krankheitsgruppen

Der Gesetzgeber hat einzelne Krankheitsgruppen aufgezählt:

- Verluste, Lähmungen oder andere Funktionsstörungen am Stütz- und Bewegungsapparat; hierzu gehören z. B. der Verlust von Gliedmaßen wie Arme und Beine, Querschnittslähmungen oder Lähmungen nach Schlaganfällen, Fehlbildungen von Knochen und Gelenken, Muskelschwund oder Durchblutungsstörungen.
- Funktionsstörungen der inneren Organe oder der Sinnesorgane; dies können Herz- und Kreislauferkrankungen sein oder Erkrankungen der anderen inneren Organe wie Magen, Darm, Leber oder Nieren, beispielsweise mit einem künstlichen Darmausgang oder dem Erfordernis der Dialyse. Hinzu kommen Erkrankungen der Sinnesorgane wie Taubheit oder Blindheit.

- Störungen des Zentralnervensystems wie Antriebs-, Gedächtnis- oder Orientierungsstörungen sowie endogene Psychosen, Neurosen oder geistige Behinderungen; hierzu gehören beispielsweise bestimmte Arten von Neurosen oder manisch-depressive Erkrankungen.

Die Aufzählung soll deutlich machen, dass nichtmedizinische Ursachen zwar geeignet sind, eine Hilfebedürftigkeit zu verursachen, allerdings sind nichtmedizinische Ursachen allein nicht geeignet, Pflegebedürftigkeit zu begründen.

Alterserscheinungen

Alterserscheinungen wie Altersschwäche oder Altersdemenz allein können die Pflegebedürftigkeit nicht begründen, soweit nicht durch weitere Erkrankungen ebenfalls Hilfebedürftigkeit verursacht wird. In der Praxis wirkt sich diese Unterscheidung aber nur selten aus, da zu den Alterserscheinungen regelmäßig weitere Erkrankungen hinzutreten.

Es darf auch keine Aufteilung der Ursachen für die Pflegebedürftigkeit erfolgen, indem eine Altersschwäche hinweg gedacht wird und nur die reinen Krankheiten oder Behinderungen betrachtet werden. Maßgeblich für die Beurteilung, ob Hilfebedürftigkeit und damit auch Pflegebedürftigkeit besteht, ist also immer eine Gesamtbetrachtung der einzelnen Gesundheits- und Funktionsstörungen.

Ob Sie an einer bestimmten Art einer Krankheit leiden oder ob es sich um einen leichten oder schweren Krankheitsverlauf handelt, ist nicht relevant; es kommt nur auf die im Einzelfall entstehende Hilfebedürftigkeit an.

Hilfe bei Verrichtungen im Ablauf des täglichen Lebens was umfasst sie?

Die pflegebedürftige Person muss wegen einer Krankheit oder Behinderung Hilfe im Alltag benötigen. Diese Hilfestellung durch andere Personen kann man als die eigentliche Pflege bezeichnen.

Vollständige oder teilweise Übernahme

Je nach der Art und Schwere der Beeinträchtigungen kommen unterschiedliche Arten der Hilfe in Betracht. Bei schweren körperlichen Beeinträchtigungen, z. B. einer vollständigen Lähmung von Körperregionen, ist die betroffene Person oftmals nicht in der Lage, eigenständig alltägliche Dinge wie sich Waschen oder die Haushaltsführung auszuführen. In solchen Fällen wird die Hilfe meist in der vollständigen oder zumindest teilweisen Übernahme durch andere Personen erfolgen.

Beaufsichtigung und Anleitung

Bei geistigen Gesundheitsstörungen wird als Form der Hilfe oftmals nicht die vollständige Übernahme von alltäglichen Verrichtungen notwendig sein. In solchen Fällen besteht die Hilfe vielmehr in der Beaufsichtigung oder Anleitung der pflegebedürftigen Person. Beispiel: Anleitung beim An- und Auskleiden oder bei der Körperwäsche einer geistig verwirrten Person. Der

Betroffene ist zwar motorisch dazu in der Lage, sich an- oder auszuziehen und sich zu waschen, geistig fehlt aber das Verständnis, dies zu einem bestimmten Zeitpunkt zu erledigen. Ziel der Beaufsichtigung oder Anleitung in diesen Fällen ist eine eigenständige Übernahme der Verrichtung durch die hilfebedürftige Person, die sich mit Anleitung eines Helfers selbst waschen oder an- und ausziehen kann.

Vier Arten der Verrichtungen

Der Gesetzgeber hat die gewöhnlich und regelmäßig wiederkehrenden Verrichtungen im Ablauf des täglichen Lebens abschließend aufgezählt und bestimmte Gruppen gebildet. Bei den Verrichtungen handelt es sich um Tätigkeiten im Bereich der Körperpflege, der Ernährung, der Mobilität und der hauswirtschaftlichen Versorgung (vgl. dazu Seite 30 ff.). Die ersten drei Gruppen werden auch als Grundpflege bezeichnet. Andere, als diese vier Verrichtungen werden bei der Frage, ob Pflegebedürftigkeit besteht, nicht berücksichtigt.

Diese abschließende Aufzählung hat zur Folge, dass andere Tätigkeiten, die ebenfalls auf einer Krankheit oder Behinderung beruhen, nicht zu einer Pflegebedürftigkeit im Sinne der sozialen Pflegeversicherung führen. Wird eine geistig verwirrte Person aus dem Grund von einer Hilfsperson kontrolliert, damit sie sich oder andere nicht gefährdet, liegt zwar auch eine Beaufsichtigung vor, Grund der Beaufsichtigung ist aber nicht die Grundpflege oder hauswirtschaftliche Versorgung. Bei der Beurteilung, ob Pflegebedürftigkeit vorliegt, würde eine solche Beaufsichtigung nicht berücksichtigt.

Körperpflege – was umfasst sie?

Die Verrichtungen im Bereich der Körperpflege sind im Gesetz einzeln aufgezählt.

Verrichtungen

Zur Körperpflege gehören das Waschen, Duschen, Baden, die Zahnpflege, das Kämmen, das Rasieren sowie die Darm- oder Blasenentleerung. Diese Begriffe sind nicht so zu verstehen, dass allein die Tätigkeit, z. B. des Waschens oder Badens, gemeint ist. Vielmehr gibt es Tätigkeiten, die im Bereich der Körperpflege neben dem eigentlichen Wortlaut zu berücksichtigen sind. Vielfach würde ein Festhalten am Wortlaut sogar zu unsinnigen Ergebnissen führen, da bestimmte Verrichtungen denknotwendig mit anderen vor- und nachbereitenden Tätigkeiten verbunden sind.

Zum Waschen, Duschen oder Baden gehört z. B. auch das Abtrocknen nach dem eigentlichen Waschvorgang. Nicht ausdrücklich genannt, aber ebenfalls zur Körperpflege gehört das Eincremen oder Einpudern des Körpers nach einem Waschvorgang. Mit »Zahnpflege« ist nicht nur Zähneputzen und Mundspülen, sondern auch die Gebissreinigung außerhalb des Mundes gemeint. Nicht relevant ist bei der Darm- oder Blasenentleerung, wo und wie diese stattfindet. Die Darm- und Blasenentleerung kann auch mit Hilfsmitteln (z. B. einem Katheter) erfolgen. Ebenso wie das Anlegen eines Katheters gehört auch das Wechseln von Windeln oder Einlagen zum Bereich der Darm- oder Blasenentleerung.

Der Weg, den die pflegebedürftige Person zum Bad oder zur Toilette zurücklegen muss, und bei welchem möglicherweise ebenfalls Hilfe benötigt wird, gehört nicht zum Bereich der Körperpflege, sondern zum Bereich der Mobilität.

Zeitaufwand

Folgender Zeitaufwand wird für die einzelnen Verrichtungen nach den Richtlinien der Pflegekassen durchschnittlich berücksichtigt:

- Ganzkörperwäsche: 20 bis 25 Minuten
- Waschen Oberkörper: 8 bis 10 Minuten
- Waschen Unterkörper: 12 bis 15 Minuten
- Waschen Hände/Gesicht: 1 bis 2 Minuten
- Duschen: 15 bis 20 Minuten
- Baden: 20 bis 25 Minuten
- Zahnpflege: 5 Minuten
- Kämmen: 1 bis 3 Minuten
- Rasieren: 5 bis 10 Minuten
- Wasserlassen (Intimhygiene, Toilettenspülung): 2 bis 3 Minuten
- Stuhlgang (Intimhygiene, Toilettenspülung): 3 bis 6 Minuten
- Richten der Bekleidung: insgesamt 2 Minuten
- Wechseln von Inkontinenzprodukten (Intimhygiene, Entsorgung)
    nach Wasserlassen: 4 bis 6 Minuten
    nach Stuhlgang: 7 bis 10 Minuten
- Wechsel kleiner Vorlagen: 1 bis 2 Minuten
- Wechseln/Entleeren des Urinbeutels: 2 bis 3 Minuten
- Wechseln/Entleeren des Stomabeutels: 3 bis 4 Minuten

Ernährung – was gehört dazu?

Zur Ernährung gehören das mundgerechte Zubereiten sowie die Aufnahme der Nahrung.

Mundgerechtes Zubereiten der Nahrung

Häufig versteht der Laie unter mundgerechter Zubereitung auch Verrichtungen, die nicht in den Bereich der Ernährung und damit in den Bereich der Grundpflege fallen, sondern auch Verrichtungen, die eigentlich zum Bereich des Kochens und damit zur hauswirtschaftlichen Versorgung gehören.

Das Schmieren eines Brotes gehört beispielsweise zum Bereich »Kochen«. Wird das Brot aber nach dem Schmieren in kleine Würfel geschnitten, damit die pflegebedürftige Person die Würfel eigenständig in den Mund nehmen kann, gehört die Anfertigung von Würfeln zur mundgerechten Zubereitung. Alle Maßnahmen, die dabei helfen sollen, dass die pflegebedürftige Person die Nahrung nach dem Kochen eigenständig mit dem Mund aufnehmen kann, gehören zur mundgerechten Zubereitung. Hierzu gehören das Zerkleinern der Nahrung, das Entfernen von Knochen oder Gräten und das Einfüllen von Getränken in Trinkgefäße.

Bei der Abgrenzung zwischen Kochen und mundgerechtem Zubereiten der Nahrung kann man davon ausgehen, dass das mundgerechte Zubereiten regelmäßig die letzte Maßnahme vor der Nahrungsaufnahme darstellt.

Aufnahme der Nahrung

Unter Aufnahme der Nahrung versteht man grundsätzlich das Heranführen von Nahrung zum Mund. Zur Nahrungsaufnahme zählt aber nicht nur das Füttern eines hilfebedürftigen Menschen. Auch die Nahrungsaufnahme mithilfe einer Ernährungssonde einschließlich der Pflege der Sonde oder die Verwendung von behindertengerechtem Geschirr oder Essbesteck, um Nahrung zum Mund zu führen, gehört zur Verrichtung der Aufnahme der Nahrung.

Die Verabreichung von Medikamenten oder Spritzen gehört nicht zur Nahrungsaufnahme, kann aber gleichzeitig mit dieser erfolgen.

In manchen Fällen ist lediglich eine Anleitung oder Beaufsichtigung bei der Nahrungsaufnahme notwendig. Beispielsweise muss überwacht werden, ob die hilfebedürftige Person die Nahrung auch schluckt. Die Überwachung einer Person, damit diese überhaupt etwas isst oder damit diese nichts oder weniger isst, zählt aber nicht zur Nahrungsaufnahme.

Zeitaufwand

Die Richtlinien der Pflegekassen sehen bei der Ernährung folgende Zeitwerte vor:

- mundgerechte Zubereitung einer Hauptmahlzeit (einschließlich des Bereitstellens eines Getränkes): je 2 bis 3 Minuten,
- Essen von Hauptmahlzeiten einschließlich Trinken (maximal 3 Hauptmahlzeiten pro Tag): je 15 bis 20 Minuten,
- Verabreichung von Sondenkost 15 bis 20 Minuten pro Tag.

Was gehört zur Mobilität?

Gewöhnliche und regelmäßig wiederkehrende Verrichtungen im Bereich der Mobilität sind das selbstständige Aufstehen und Zubettgehen, das An- und Auskleiden, Gehen, Stehen, Treppensteigen oder das Verlassen und Wiederaufsuchen der Wohnung.

Verrichtungen

Zu beachten ist, dass die vorgenannten Verrichtungen nicht für sich selbst stehen, vielmehr muss ein Zusammenhang mit einer anderen pflegerelevanten Verrichtung bestehen. Der Gang zur Toilette oder zum Esstisch sind demnach pflegerelevante Verrichtungen, ein Spaziergang im Freien oder der Weg in der Wohnung, der zum Empfang von Gästen zurückgelegt wird, jedoch nicht. Die Hilfe muss auf eine körperliche Bewegung abzielen.

Zum selbstständigen Aufstehen und Zubettgehen gehört auch das Umlagern innerhalb des Bettes, um Druckgeschwüre zu verhindern. Erwacht eine pflegebedürftige Person nachts und muss die Hilfsperson den Pflegebedürftigen beruhigen, zählt dies nicht zur Mobilität, da die Hilfe nicht auf eine körperliche Bewegung abzielt. Anders verhält es sich, wenn die pflegebedürftige Person bewusst oder unbewusst das Bett verlässt und wieder dorthin verbracht werden muss.

Das An- und Auskleiden beinhaltet neben dem reinen Vorgang des An- und Ausziehens auch das Bereitstellen und Hervorholen der Kleidung sowie die Auswahl der Kleidung.

Bei der Verrichtung »Gehen« ist bei Rollstuhlfahrern die Fortbewegung mit dem Rollstuhl gemeint. Da ein Zusammenhang mit den anderen pflegerelevanten Verrichtungen bestehen muss, wird die Anleitung, einen bestimmten Ort in der Wohnung aufzusuchen, z. B. die Toilette, berücksichtigt, nicht aber die Anleitung oder Beaufsichtigung bei Spaziergängen.

Das Verlassen und Wiederaufsuchen der Wohnung kann nur dann berücksichtigt werden, wenn es für die Aufrechterhaltung der Lebensführung zu Hause notwendig ist und das persönliche Erscheinen des Pflegebedürftigen an einem anderen Ort erforderlich ist. Ein solcher Fall liegt regelmäßig bei Arztbesuchen vor.

Zeitaufwand

Bei der Frage der berücksichtigungsfähigen Zeiten für die einzelnen Verrichtungen ist maßgeblich auf die Zustände in der Wohnung der pflegebedürftigen Person abzustellen. Die Richtlinien der Pflegekassen sehen folgende Zeiten vor:

- Einfache Hilfe zum Aufstehen/zu Bett gehen: je 1 bis 2 Minuten,
- Umlagern: 2 bis 3 Minuten,
- Ankleiden gesamt: 8 bis 10 Minuten,
- Ankleiden Oberkörper/Unterkörper: 5 bis 6 Minuten,
- Entkleiden gesamt: 4 bis 6 Minuten,
- Entkleiden Oberkörper/Unterkörper: 2 bis 3 Minuten,
- Transfer auf den bzw. vom Rollstuhl/Toilettenstuhl/Toilette: je 1 Minute.

Hauswirtschaftliche Versorgung – was umfasst sie?

Berücksichtigungsfähige Verrichtungen sind das Einkaufen, Kochen, das Reinigen der Wohnung, Spülen, Wechseln und Waschen der Wäsche und Kleidung und das Beheizen der Wohnung.

Verrichtungen

Wie bei der Grundpflege enthält der Gesetzeswortlaut bestimmte Arten von Verrichtungen, wobei über den Wortlaut hinaus gegebenenfalls noch weitere im Zusammenhang mit der Tätigkeit stehende Verrichtungen zu berücksichtigen sind.

Zum Einkaufen gehört nicht nur der reine Vorgang des Einkaufens, auch der Weg von und zum Geschäft ist umfasst. Muss sich die Pflegeperson erst einen Überblick über die benötigten Artikel verschaffen, gehört auch dies zum zeitlichen Aufwand, welcher berücksichtigt werden muss.

Mit dem Oberbegriff Kochen ist nicht nur die Erhitzung von Speisen gemeint. Auch die Zubereitung kalter Speisen oder Getränke gehört zum Kochen. Ebenso fallen hierunter das Aufstellen eines Diätplanes sowie die Bedienung der einzelnen Geräte für die Zubereitung von Speisen.

Unter dem Reinigen der Wohnung versteht man das Reinigen von Fußböden, Möbeln, Fenstern und Haushaltsgeräten. Zum Reinigen gehört auch das Lüften der Wohnung.

Zum Wechseln und Waschen der Wäsche und Kleidung gehört auch eine notwendige Ausbesserung der Kleidung, z. B. das Stopfen von Strümpfen. Weiterhin ist auch der Zeitaufwand für Bügeln und das Ein- und Aussortieren der Wäsche in Schränke zu berücksichtigen.

Ob das Bettenmachen zum Reinigen der Wohnung oder zum Wechseln der Wäsche gehört, ist umstritten; dieser Streit hat aber keine Auswirkungen, da der Zeitaufwand hierfür letztendlich bei der hauswirtschaftlichen Versorgung zu berücksichtigen ist.

Der Begriff des Beheizens umfasst auch die Beschaffung des dafür notwendigen Heizmaterials.

Zeitaufwand

Der Zeitaufwand für die hauswirtschaftliche Versorgung ist auch in den Fällen zu berücksichtigen, in welchen die Verrichtung nicht durch die Pflegeperson durchgeführt wird, sondern durch Dritte. Wird die Wohnung durch eine Reinigungskraft gereinigt oder erhält die pflegebedürftige Person »Essen auf Rädern«, ist auch dieser Zeitaufwand zu berücksichtigen.

Bei der Bemessung des Zeitaufwandes für die hauswirtschaftliche Versorgung im Rahmen der Einordnung in eine Pflegestufe (vgl. Seite 38) kommt es in der Praxis kaum zum Streit zwischen Pflegebedürftigen bzw. Pflegepersonen und den Pflegeversicherungen. Dies liegt daran, dass der Zeitaufwand für die hauswirtschaftliche Versorgung meist erheblich höher ist, als es für die Einordnung in eine Pflegestufe notwendig ist. Schließlich kann allein das Einkaufen je nach Entfernung zur nächsten Einkaufsmöglichkeit mehrere Stunden wöchentlich in Anspruch nehmen.

Pflegestufe – was ist das?

In welchem Ausmaß ein pflegebedürftiger Mensch im Alltag Unterstützung benötigt, hängt von der Art der krankheits- oder behinderungsbedingten Funktionsbeeinträchtigungen ab. Die Art und das Ausmaß der notwendigen Hilfe bestimmen die Art und die Höhe der Leistungen, die ein Betroffener von der Pflegeversicherung erhalten kann.

Um eine Unterscheidung des unterschiedlichen Hilfebedarfs vornehmen zu können, hat der Gesetzgeber sogenannte Pflegestufen festgelegt. Ob und welche Leistungen der Pflegekasse erbracht werden, hängt davon ab, in welche Pflegestufe man eingeordnet wird. Je höher die Pflegestufe, desto mehr Leistungen kann man erhalten. Die Zuordnung hängt von verschiedenen Kriterien ab.

Art der Verrichtungen

Zunächst ist festzustellen, bei welchen Verrichtungen Hilfe im täglichen Leben benötigt wird. Nur die Hilfe bei bestimmten Verrichtungen bewirkt eine Berücksichtigung bei der Einordnung in die jeweilige Pflegestufe. Es muss sich um Verrichtungen im Bereich der Körperpflege, der Ernährung, der Mobilität und der hauswirtschaftlichen Versorgung handeln (vgl. dazu Seite 30 ff.). Außerdem muss eine bestimmte Anzahl von Verrichtungen ausgeführt werden, damit ein pflegebedürftiger Mensch überhaupt in eine Pflegestufe eingeordnet wird.

Häufigkeit der Hilfe

Ein weiteres Kriterium ist die Häufigkeit des Hilfebedarfs. Dabei wird ermittelt, wie oft Verrichtungen in den zuvor genannten Bereichen ausgeführt werden. Verrichtungen, die nicht mindestens einmal wöchentlich durchgeführt werden müssen, bleiben bei der Einordnung in eine Pflegestufe außer Betracht.

Zeitaufwand für die Hilfe

Letztendlich müssen die Verrichtungen auch noch einen zeitlichen Mindestaufwand erfordern. Abgestellt wird auf den zeitlichen Mindestaufwand, der wöchentlich im Durchschnitt auf einen Tag entfällt. Wird eine pflegebedürftige Person beispielsweise einmal pro Woche gebadet, ist der Zeitaufwand hierfür auf einen Tag umzulegen, die benötigte Zeit wird also durch sieben geteilt, um den täglichen Aufwand zu ermitteln.

Oft kommt es gerade bei der Ermittlung des zeitlichen Aufwandes für die einzelnen Verrichtungen zu Meinungsverschiedenheiten zwischen der Pflegeversicherung und der betroffenen Person.

> **Ermittlung des Zeitaufwands**
> Bei der Ermittlung des Zeitaufwands ist nicht auf die Zeit abzustellen, welche eine professionelle Pflegekraft für bestimmte Verrichtungen benötigt, abzustellen ist vielmehr auf den Zeitaufwand, den ein Familienangehöriger oder eine andere nicht als Pflegekraft ausgebildete Pflegeperson für die erforderlichen Leistungen benötigt.

Welche Pflegestufen gibt es?

Es gibt drei Pflegestufen.

Pflegestufe I

Pflegebedürftige der Pflegestufe I sind erheblich pflegebedürftig. Voraussetzung ist, dass die betroffene Person entweder bei der Körperpflege, der Ernährung oder der Mobilität für wenigstens zwei Verrichtungen aus einem oder mehreren Bereichen mindestens einmal täglich der Hilfe bedarf. Bei der hauswirtschaftlichen Versorgung muss ein Hilfebedarf mehrfach in der Woche bestehen.

Der Zeitaufwand muss bei der Grundpflege, also bei der Körperpflege, der Ernährung oder der Mobilität im Tagesdurchschnitt mehr als 45 Minuten betragen. Insgesamt muss der Zeitaufwand mindestens 90 Minuten umfassen. Das bedeutet, dass neben der Grundpflege täglich noch 45 Minuten Zeitaufwand auf die hauswirtschaftliche Versorgung entfallen muss.

Pflegestufe II

Um in die Pflegestufe II eingeordnet zu werden, muss man schwerpflegebedürftig sein. Schwerpflegebedürftig ist man, wenn man bei der Körperpflege, der Ernährung oder der Mobilität mindestens dreimal täglich zu verschiedenen Tageszeiten der Hilfe bedarf und zusätzlich mehrfach in der Woche Hilfen bei der hauswirtschaftlichen Versorgung benötigt.

Im Bereich der Grundpflege muss der Zeitaufwand im Tagesdurchschnitt mindestens zwei Stunden, also 120 Minuten betragen. Hinzu kommen muss ein weiterer Zeitaufwand für die hauswirtschaftliche Versorgung von mindestens 60 Minuten.

Pflegestufe III

Personen, die in diese höchste Pflegestufe eingeordnet werden, sind schwerstpflegebedürftig. Für eine Einordnung in die Pflegestufe III muss die pflegebedürftige Person bei der Körperpflege, der Ernährung oder der Mobilität täglich rund um die Uhr, auch nachts, der Hilfe bedürfen. Zusätzlich muss wie bei der Pflegestufe III mehrfach in der Woche ein Hilfebedarf bei der hauswirtschaftlichen Versorgung bestehen.

Insgesamt muss der Zeitaufwand für die Grundpflege und die hauswirtschaftliche Versorgung mindestens fünf Stunden betragen. Auf die Grundpflege müssen im Tagesdurchschnitt mindestens 240 Minuten entfallen. Auf die hauswirtschaftliche Versorgung muss zusätzlich ein Zeitaufwand von mindestens 60 Minuten täglich entfallen.

Richtlinien

Die Pflegekassen haben Richtlinien für die Begutachtung von Pflegebedürftigkeit erlassen, welche für einzelne Verrichtungen der Grundpflege bestimmte Zeitwerte enthalten. Diese Zeitwerte sind häufig Ursache für Streitigkeiten mit der Pflegeversicherung, da insbesondere Angehörige die Pflege mit einem viel höheren Zeitaufwand betreiben. Im Bereich der hauswirtschaftlichen Versorgung hingegen kommt es nur selten zu Meinungsverschiedenheiten.

Wann liegt ein Härtefall vor?

In einigen besonderen Ausnahmefällen übersteigt der Aufwand für die Grundpflege und die hauswirtschaftliche Versorgung die für die Pflegestufe III vorgegebenen Zeiten erheblich. Der hohe Aufwand kann einerseits in einer besonders zeitaufwendigen Pflege, andererseits in einer sehr intensiven Pflege liegen.

Besonders zeitaufwendige Pflege; besonders intensiver Pflegeaufwand

Wenn für die tägliche Grundpflege, also bei Verrichtungen im Rahmen der Körperpflege, der Ernährung oder der Mobilität, ein Zeitaufwand von mehr als sechs Stunden erforderlich ist, und verschiedene Verrichtungen auch mindestens dreimal in der Nacht erforderlich sind, liegt ein Härtefall vor. In diesem Fall handelt es sich um eine besonders zeitaufwendige Pflege.

Ein Härtefall kann auch bei besonders intensivem Pflegeaufwand vorliegen. Falls die Durchführung der Grundpflege nur von mehreren Pflegepersonen gleichzeitig erbracht werden kann und eine Verrichtung sowohl tagsüber als auch in der Nacht neben einer professionellen Pflegekraft eine weitere Pflegeperson (z. B. einen pflegenden Angehörigen) erfordert, liegt ein Härtefall vor. Wird die Verrichtung nicht von mindestens einer professionellen Pflegekraft mit durchgeführt, kann ein Härtefall nicht anerkannt werden.

Ständige hauswirtschaftliche Versorgung

Zusätzlich zu der besonders zeitaufwendigen oder intensiven Pflege muss eine ständige hauswirtschaftliche Versorgung erforderlich sein.

Bei bestimmten Erkrankungen ist das Vorliegen eines Härtefalles naheliegend, die Pflegekassen haben deshalb eine (nicht abschließende) Liste von Krankheiten zusammengestellt, bei denen ein Härtefall vorliegen kann.

Härtefälle

Es handelt sich um Krebs- und AIDS-Erkrankungen im Endstadium, hohe Querschnittslähmungen und Querschnittslähmungen, bei denen alle vier Gliedmaßen betroffen sind, Multiple Sklerose im Endstadium, Wachkoma, schwere Ausprägung der Demenz, schwerste neurologische Defektsyndrome nach Schädelhirnverletzungen sowie Mukoviszidose im Endstadium.

Antrag bei der Pflegekasse

Liegt eine der Erkrankungen vor, sollten Sie bei der Pflegekasse die Anerkennung eines Härtefalles beantragen.

Das Vorliegen eines Härtefalles hat nicht in jedem Fall Auswirkungen auf die zu gewährenden Leistungen. Lediglich bei Inanspruchnahme von Pflegesachleistungen (vgl. Seite 54), bei der Inanspruchnahme von Kombinationsleistungen (vgl. Seite 64) und bei vollstationärer Pflege (vgl. Seite 68) führt die Anerkennung eines Härtefalles zu höheren Leistungen.

Die Anerkennung eines Härtefalls wird bei der Gewährung von Pflegesach- und Kombinationsleistungen auf drei Prozent und bei der vollstationären Pflege auf fünf Prozent aller Pflegefälle begrenzt.

Was sind pflegeerschwerende bzw. -erleichternde Faktoren?

Bestimmte Erkrankungen oder Behinderungen gehen mit Beeinträchtigungen einher, welche die Pflege erschweren können. Auch körperliche Umstände, wie das Gewicht einer Person, die noch nicht als Erkrankung zu werten sind, können den Zeitaufwand bei den Verrichtungen der Pflege erhöhen. Im Gegensatz dazu sind bestimmte Faktoren dazu geeignet, die Pflege zu erleichtern.

Auswirkungen bei der Bestimmung des Zeitaufwands haben sowohl die pflegeerschwerenden als auch die pflegeerleichternden Faktoren für die einzelnen Verrichtungen und damit auf die Einordnung in eine der drei Pflegestufen. Pflegeerschwerende Faktoren erhöhen den Zeitaufwand, pflegeerleichternde Faktoren verringern den Zeitaufwand.

> **! TIPP Pflegeerschwerende Faktoren**
> Pflegeerschwerende Faktoren sollten Sie, falls diese vorliegen, dem Gutachter der Pflegeversicherung immer ausdrücklich mitteilen, da diese Faktoren ansonsten häufig bei der Berechnung des Zeitaufwands nicht berücksichtigt werden. Dazu gehören z. B. ein Körpergewicht über 80 kg, Kontrakturen, Einsteifung großer Gelenke, Fehlstellungen der Extremitäten, hochgradige Spastiken (z. B. bei Halbseitenlähmungen oder Querschnittslähmungen), eingeschränkte Belastbarkeit infolge schwerer Herzinsuffizi-

enz mit Sauerstoffmangel, Luftnot und Wasseransammlungen, Erforderlichkeit der mechanischen Harnlösung oder der digitalen Enddarmentleerung, Schluckstörungen oder Störungen der Mundmotorik, Atemstörungen, Abwehrverhalten/fehlende Kooperation mit Behinderung der Übernahme (z. B. bei geistigen Behinderungen oder psychischen Erkrankungen).

Als pflegeerleichternde Faktoren gelten pflegeerleichternde räumliche Verhältnisse oder Hilfsmitteleinsatz.

Ausgleich pflegeerschwerender durch pflegeerleichternde Faktoren

Manchmal liegen zwar pflegeerschwerende Faktoren vor, diese werden aber durch andere pflegeerleichternde Faktoren ausgeglichen. Eine vollständig gelähmte und auf Dauer im Bett liegende Person kann beispielsweise bei der Blasen- und Darmentleerung überhaupt nicht mehr mithelfen. Wird diese Person an ein automatisches Inkontinenzsystem angeschlossen, liegen sowohl pflegeerschwerende Faktoren in Form der Lähmung als auch pflegeerleichternde Faktoren in Form des Hilfsmittels Inkontinenzsystem vor.

In einem solchen Fall ist davon auszugehen, dass der Zeitaufwand für die Darm- oder Blasenentleerung insgesamt sogar niedriger ausfallen wird, als bei einer Person, die nicht so schwer erkrankt ist und vielleicht noch mithilfe Anderer die Toilette aufsuchen kann. Hier zeigt sich, dass es bei der Bemessung des Zeitaufwandes nicht immer auf die Schwere der Behinderung oder der Erkrankung ankommt.

Gibt es Besonderheiten bei bestimmten Personengruppen?

Im Rahmen der Ermittlung der Pflegebedürftigkeit gibt es Personengruppen, bei denen eine differenziertere Betrachtung vorgenommen werden muss. Der Pflegeaufwand bei Personen mit geistigen Gesundheitsbeeinträchtigungen erweist sich wegen des fehlenden Verständnisses für die jeweilige Situation oft als besonders schwierig.

Erheblich eingeschränkte Alltagskompetenz

Personen mit demenzbedingten Fähigkeitsstörungen, geistigen Behinderungen oder psychischen Erkrankungen verursachen für die Pflegepersonen häufig einen sehr viel höheren Aufwand an Beaufsichtigung und Betreuung, da sie sich unbewusst in Gefahrsituationen begeben oder auf Anleitungsversuche der Pflegeperson nicht oder inadäquat reagieren. Da in diesen Fällen der Betreuungsaufwand höher als im Normalfall ist, können Sie zusätzliche Leistungen bei der Pflegeversicherung beantragen.

Voraussetzung für die Gewährung von Leistungen ist, dass bei der pflegebedürftigen Person Merkmale aus mindestens zwei Bereichen eines bestimmten Merkmalkatalogs festgestellt werden. Ein Merkmal des nachfolgenden Katalogs muss dabei aus den Nummern 1 bis 9 stammen:

1. Unkontrolliertes Verlassen des Wohnbereiches;
2. Verkennen oder Verursachen gefährdender Situationen;

3. unsachgemäßer Umgang mit gefährlichen Gegenständen oder potenziell gefährdenden Substanzen;
4. tätlich oder verbal aggressives Verhalten in Verkennung der Situation;
5. im situativen Kontext inadäquates Verhalten;
6. Unfähigkeit, die eigenen körperlichen und seelischen Gefühle oder Bedürfnisse wahrzunehmen;
7. Unfähigkeit zu einer erforderlichen Kooperation bei therapeutischen oder schützenden Maßnahmen als Folge einer therapieresistenten Depression oder Angststörung;
8. Störungen der höheren Hirnfunktionen, die zu Problemen bei der Bewältigung von sozialen Alltagsleistungen geführt haben;
9. Störung des Tag-/Nacht-Rhythmus;
10. Unfähigkeit, eigenständig den Tagesablauf zu planen und zu strukturieren;
11. Verkennen von Alltagssituationen und inadäquates Reagieren in Alltagssituationen;
12. ausgeprägtes labiles oder unkontrolliert emotionales Verhalten;
13. zeitlich überwiegend Niedergeschlagenheit, Verzagtheit, Hilflosigkeit oder Hoffnungslosigkeit aufgrund einer therapieresistenten Depression.

Ist eine erheblich eingeschränkte Alltagskompetenz festgestellt, erhalten Sie auf Antrag für zusätzliche Betreuungsleistungen einen monatlichen Betrag zwischen 100 und 200 Euro. Dieser Betrag muss zweckgebunden für zusätzliche Betreuungsleistungen verwendet werden.

Erheblich eingeschränkte Alltagskompetenz
Der Betrag für zusätzliche Betreuungsleistungen wird auch an Personen gezahlt, bei denen zwar keine Pflegestufe, aber eine erheblich eingeschränkte Alltagskompetenz festgestellt wurde.

Pflege von Kindern – was ist zu beachten?

Was bei Erwachsenen eine Pflegebedürftigkeit zur Folge haben kann (z. B. mehrfache täglicher Windelwechsel oder Füttern), ist bei Kindern, insbesondere bei Säuglingen und Kleinkindern, oft der Normalfall. Trotzdem können auch Kinder pflegebedürftig sein, Schwierigkeiten bereitet dann aber die Abgrenzung, welche Verrichtungen normalerweise auch bei gesunden Kindern vorgenommen werden müssen und welche Verrichtungen durch Krankheit oder Behinderung verursacht werden und damit für die Pflegebedürftigkeit relevant sind.

Abgrenzungskriterien zur Ermittlung von Pflegebedürftigkeit

Windelwechsel

Das Wechseln der Windeln bei einem Säugling wird sowohl bei einem gesunden als auch bei einem pflegebedürftigen Kind vorgenommen werden müssen. Es ist bei der Frage nach der Pflegebedürftigkeit also nicht zu berücksichtigen.

Maßgeblich für die Frage, in welchem Umfang Pflegebedürftigkeit bei Kindern besteht, ist der Vergleich zwischen dem betroffenen und einem gesunden gleichaltrigen Kind. Sämtliche Verrichtungen, die auch bei einem gesunden gleichaltrigen Kind anfallen, sind bei der Frage nach der Pflegebedürftigkeit nicht zu berücksichtigen. Nur der darüber hinaus gehende Pflegeaufwand kann zu einer Einordnung in eine Pflegestufe führen.

Pflegebedürftigkeit im ersten Lebensjahr

Im ersten Lebensjahr eines Kindes kann eine Pflegebedürftigkeit nur in Ausnahmefällen festgestellt werden, da in diesem Alter alle Kinder auf eine umfangreiche Pflege und Betreuung angewiesen sind. Ein solcher Ausnahmefall kann z .B. bei notwendiger häufigerer und langwieriger Nahrungsaufnahme wegen eines angeborenen Hirnleidens vorliegen. Entsprechendes gilt bei der Notwendigkeit von häufigen Umlagerungen wegen Erkrankungen der Knochen oder der Muskeln.

Zeitaufwand bei gesunden Kindern

Die Pflegeversicherungen gehen davon aus, dass der zeitliche Aufwand bei der Grundpflege eines gesunden Kindes im ersten Lebensjahr zwischen 240 und 220 Minuten pro Tag beträgt. Mit steigendem Lebensalter nimmt der Zeitaufwand für die Grundpflege bei einem gesunden Kind dann kontinuierlich ab. Im zweiten Lebensjahr liegt der Zeitaufwand für die Grundpflege zwischen 220 und 175 Minuten, im dritten Lebensjahr zwischen 175 und 140 Minuten, im vierten Lebensjahr zwischen 140 und 90 Minuten.

Der Zeitaufwand nimmt sodann kontinuierlich ab. Ab dem 10. Lebensjahr wird für die Grundpflege überhaupt kein Zeitaufwand bei einem gesunden Kind mehr berücksichtigt. Erst wenn die zuvor genannten Werte überschritten werden, kann von einer Pflegebedürftigkeit im Sinne der Pflegeversicherung ausgegangen werden.

Kapitel 3
Leistungen im Pflegefall

In der sozialen Pflegeversicherung werden die Sach- und Geldleistungen für die häusliche Pflege, aber auch für die stationäre Pflege gewährt. Die Höhe ist abhängig von der Schwere der Pflegebedürftigkeit. Die Staffelung erfolgt über die im Gesetz geregelten Pflegestufen. Sachleistungen und Pflegegeld können auch kombiniert in Anspruch genommen werden. Welche Ansprüche Ihnen im Einzelnen zustehen, erfahren Sie in diesem Kapitel.

Welche Leistungen gibt es?

Sowohl die gesetzliche als auch die private Pflegeversicherung bietet bei Pflegebedürftigkeit eine Vielzahl von Leistungen an. Welche Leistungen beansprucht werden können, hängt von den individuellen Bedürfnissen der zu pflegenden Person ab. Hier erhalten einen kurzen Überblick.

Leistungen für Pflegebedürftige

Wenn eine pflegebedürftige Person zu Hause gepflegt wird, gibt es finanzielle Unterstützung. Entweder erhält die pflegebedürftige Person oder ein gesetzlicher Vertreter (z. B. der Betreuer) Geld, um die Pflege selbst zu organisieren. Möglich ist aber auch die Finanzierung von professioneller Hilfe, beispielsweise durch einen Pflegedienst. Ist die mit der Pflege betraute Person einmal verhindert, werden auch die Kosten für einen kurzzeitigen Ersatz erstattet.

Geldmittel werden von der Pflegekasse nicht nur für die Pflege durch andere Personen, also für eine Dienstleistung, gewährt. Daneben gibt es auch Geldleistungen für Hilfsmittel, welche bei der Pflege benötigt werden. Ebenso werden technische Hilfsmittel zur Erleichterung der Pflege bezuschusst oder teilweise vollständig finanziert. Auch für Umbauten in der Wohnung oder dem Haus des Pflegebedürftigen gewährt die Pflegeversicherung finanzielle Zuschüsse.

Kann die pflegebedürftige Person nicht zu Hause gepflegt werden, übernimmt die Pflegekasse die Kosten einer stationären

Pflege, wobei der Aufenthalt in einer stationären Einrichtung, z. B. einem Pflegeheim, auf Dauer, regelmäßig nur für bestimmte Tageszeiten oder auch für einen einmaligen kurzen Zeitraum finanziell unterstützt wird.

> **! Unentgeltliche Pflegeberatung**
> TIPP Pflegebedürftige können unentgeltlich Pflegeberatung durch sogenannte Pflegeberater in Anspruch nehmen.

Leistungen für Pflegende

Nicht nur die pflegebedürftige Person selbst erhält Leistungen von der Pflegeversicherung. Der Staat hat Anreize dafür geschaffen, dass beispielsweise Angehörige der zu pflegenden Person diese selbst pflegen. Deshalb werden unter bestimmten Voraussetzungen Sozialversicherungsbeiträge für die pflegende Person gezahlt.

Durch die Einführung des Pflegezeitgesetzes im Jahr 2008 erhalten berufstätige Angehörige von pflegebedürftigen Personen die Möglichkeit, in Notfällen oder für längere Zeit ihre Angehörigen zu pflegen, ohne dabei ihren Arbeitsplatz aufzugeben.

Pflegende Angehörige und ehrenamtlich pflegende Personen können kostenfrei an Pflegekursen teilnehmen.

Wie die Leistungen bei Pflegebedürftigkeit im Einzelnen ausgestaltet sind und welche Voraussetzungen zum Bezug der Leistungen erfüllt werden müssen, wird im Folgenden näher erläutert.

Welche Leistungen werden bei häuslicher Pflege gewährt?

Unter häuslicher Pflege versteht man die Pflege eines pflegebedürftigen Menschen außerhalb einer stationären Pflegeeinrichtung. Die häusliche Pflege wird meist in der Wohnung des Pflegebedürftigen durchgeführt. Aber auch wenn Angehörige die pflegebedürftige Person bei sich im Haushalt aufnehmen und dort pflegen, spricht man von häuslicher Pflege.

Häusliche Pflege bedeutet nicht, dass Sie als pflegebedürftige Person die Wohnung oder das Haus nicht mehr verlassen dürfen. Dies würde geradezu dem gesetzgeberischen Willen, sprich den Erhalt der sozialen Kontakte und damit auch die Teilhabe am öffentlichen Leben, zuwiderlaufen. Sie dürfen also bei häuslicher Pflege auch das Haus verlassen, ohne eine Einschränkung von Leistungen zu befürchten.

Bei der häuslichen Pflege wird die Pflege entweder durch Angehörige, Nachbarn oder ehrenamtliche Pflegekräfte unentgeltlich erbracht. Sie haben aber auch die Möglichkeit, professionelle Pflegekräfte mit der Erbringung von Dienstleistungen beauftragen, beispielsweise einen Pflegedienst oder einzelne Pflegefachkräfte, die für ihre Dienste ein Entgelt erhalten.

Verhinderung der pflegenden Person

Wenn Sie durch Angehörige gepflegt werden, ist es wahrscheinlich, dass diese nicht an jedem Tag im Jahr für die Pflege zur

Verfügung stehen. Einige Tage lassen sich zwar unter Umständen durch andere freiwillige Helfer überbrücken, aber auch für den Fall, dass die pflegenden Angehörigen einmal für ein oder zwei Wochen in den Urlaub fahren oder plötzlich erkranken, muss die Pflege sicher gestellt sein.

Falls eine unentgeltlich tätige Pflegeperson, die den Pflegebedürftigen in der Vergangenheit mindestens sechs Monate gepflegt hat, wegen Erholungsurlaubs, Krankheit oder aus anderen Gründen an der Pflege gehindert ist, übernimmt die Pflegeversicherung die Kosten für eine Ersatzpflege für maximal vier Wochen im Kalenderjahr. Kosten werden bis zur Höhe von 1.510 Euro, ab dem 1.1.2012 bis zu 1.550 Euro übernommen. Voraussetzung ist aber, dass die Ersatzkraft mit dem Pflegebedürftigen nicht bis zum zweiten Grade verwandt oder verschwägert ist oder mit ihm in häuslicher Gemeinschaft lebt. Andernfalls wird nicht der vorgenannte Betrag gezahlt, sondern ein Betrag in Höhe des maßgeblichen Pflegegeldes, dessen Höhe von der jeweiligen Pflegestufe abhängt.

> **Aufwendungen der Pflegekraft**
> Die Pflegeversicherung übernimmt bei der Verhinderungspflege gegen Nachweis bis zu einem bestimmten Höchstbetrag auch andere Aufwendungen der unentgeltlichen Ersatzkraft, z. B. Fahrtkosten, Verdienstausfall oder Unterbringungskosten am Wohnort des Pflegebedürftigen.

Neben finanziellen Leistungen besteht bei Bezug von Pflegegeld ein Anrecht der pflegebedürftigen Person auf regelmäßige Beratung durch die Pflegekasse. Die Beratung soll der Verbesserung der Qualität der Pflege zu Hause dienen und praktische Hilfestellung bei Fragen rund um die Pflege geben.

Pflegesachleistungen – was ist das?

Anders, als es nach dem Wortlaut zum Ausdruck kommt, handelt es sich bei Pflegesachleistungen nicht um Sachen, welche der Pflegebedürftige von der Pflegeversicherung erhält. Unter Pflegesachleistungen versteht man vielmehr Hilfe bei der Grundpflege und der hauswirtschaftlichen Versorgung, welche dem Pflegebedürftigen in seinem Haushalt oder einem Haushalt, in den er aufgenommen ist, durch geeignete Pflegekräfte unmittelbar durch die Pflegeversicherung verschafft wird. Das ist z. B. der Fall, wenn die Pflege durch einen professionellen Pflegedienst erfolgt, der von der Pflegekasse bezahlt wird.

Pflegekraft

Vertragliche Beziehungen zwischen dem Pflegebedürftigen und der Pflegekraft müssen nicht bestehen. Die Pflegeversicherung ist zur Verschaffung der Hilfe zur Pflege verpflichtet und muss somit die Pflegekraft oder den Pflegedienst auch bezahlen. Gerade bei der Pflege durch Pflegedienste werden aber außer der Grundpflege und der hauswirtschaftlichen Versorgung meist noch weitere Dienstleistungen erbracht, welche der Pflegebedürftige dann aus eigener Tasche bezahlen muss.

Unter geeigneten Pflegekräften sind solche Pflegekräfte zu verstehen, die ein besonderes Zulassungsverfahren durchlaufen haben. Hierzu gehören Angestellte der Pflegekasse, Angestellte ambulanter Pflegeeinrichtungen, mit denen die Pflegekasse einen Versorgungsvertrag abgeschlossen hat, und Einzelpersonen, mit denen die Pflegekasse einen besonderen Vertrag abgeschlossen hat. Wichtig ist, dass Sie sich im Vorfeld informieren, ob die von Ihnen ausgesuchte Pflegeperson oder der Pflegedienst tatsächlich für die Erbringung von Pflegesachleistungen zugelassen sind. Ansonsten wird die Pflegeversicherung die entstandenen Kosten nicht übernehmen.

Wenn Sie vollstationär in einem Krankenhaus oder einem Pflegeheim gepflegt werden, können Sie zusätzlich keine Sachleistungen erhalten. Sachleistungen werden auch nicht bei ausschließlicher unentgeltlicher Pflege durch Angehörige oder andere Freiwillige übernommen.

Höchstsätze

Die Kosten für Pflegesachleistungen, welche durch die Pflegekasse aufgebracht werden, sind je nach Pflegestufe begrenzt. Darüber hinausgehende Kosten müssen Sie selbst tragen. Folgende Höchstsätze werden an die Pflegekräfte gezahlt:

- Pflegestufe I: monatlich 440 Euro, ab 1.1.2012 450 Euro,
- Pflegestufe II: monatlich 1.040 Euro, ab 1.1.2012 1.100 Euro,
- Pflegestufe III: monatlich 1.510 Euro, ab 1.1.2012 1.550 Euro.

In Einzelfällen kann ein Betrag von bis zu 1.918 Euro gewährt werden. Hierbei handelt es sich aber um wenige Ausnahmefälle, bei denen die Grundpflege auch nachts nur von mehreren Personen durchgeführt werden kann, und der zeitliche Umfang der Grundpflege bei Tag und bei Nacht den der Pflegestufe III (240 Minuten) erheblich übersteigen muss.

Pflegegeld – wann wird es gewährt?

Pflegegeld erhalten Sie auf Antrag, wenn Sie im Rahmen der häuslichen Pflege keine Pflegesachleistungen beanspruchen, sondern sich die erforderliche Pflege selbst beschaffen. Der Unterschied zu den Pflegesachleistungen besteht darin, dass Ihnen die Pflegesachleistungen von der Pflegeversicherung beschafft werden, während Sie sich mit dem Pflegegeld die gewünschte Hilfe selbst verschaffen.

Mit der Möglichkeit der selbst beschafften Pflegehilfe will der Gesetzgeber das Selbstbestimmungsrecht des Pflegebedürftigen stärken. Außerdem soll mit der Gewährung von Pflegegeld ein Anreiz zur Pflegebereitschaft von Angehörigen oder anderen Freiwilligen geschaffen werden, da das Pflegegeld meist an diese weiter gereicht wird.

Das Pflegegeld hat, auch wegen der geringeren Höhe gegenüber den Pflegesachleistungen, eher einen Entschädigungscharakter für freiwillig geleistete Pflegedienste. Der tatsächliche Pflegeaufwand kann und soll in den meisten Fällen nicht vollumfänglich erfasst werden.

Voraussetzungen

Voraussetzung zum Bezug von Pflegegeld ist die Pflege im Rahmen der häuslichen Pflege. Bei vollstationärer Pflege in einem Heim oder einem Krankenhaus erhalten Sie kein zusätzliches

Pflegegeld. Ferner muss mindestens die Pflegestufe I festgestellt worden sein.

Falls Sie durch einen Arbeitsunfall oder eine Berufskrankheit so hilflos geworden sind, dass Sie ihr tägliches Leben nicht mehr ohne fremde Hilfe meistern können, erhalten Sie je nach Umfang der Hilfebedürftigkeit ebenfalls Pflegegeld. Das Pflegegeld der Unfallversicherung wird vorrangig vor dem Pflegegeld aus der Pflegeversicherung gezahlt.

> **Anspruch auf Beratung**
> Pflegebedürftige, die Pflegegeld beziehen und bei welchen die Pflegestufe I oder die Pflegestufe II festgestellt wurde, haben halbjährlich einen Anspruch auf Beratung durch eine zugelassene Beratungsstelle, bei Feststellung der Pflegestufe III sogar vierteljährlich. Die Beratung soll der Verbesserung des Pflegeumfeldes dienen, außerdem können praktische Ratschläge erteilt werden.

Sie können das Pflegegeld auch selbst behalten oder an Andere weiter geben. Eine Verpflichtung zur Weitergabe besteht nicht, es sei denn, Sie haben sich hierzu vertraglich verpflichtet. Wichtig ist letztendlich nur, dass die Pflege sichergestellt ist.

Staatsangehöriger eines EU-Staates

Wenn Sie als Staatsangehöriger eines EU-Staates in der gesetzlichen Pflegeversicherung pflichtversichert sind (z. B. als Arbeitnehmer oder Beziehbar einer gesetzlichen Rente), erhalten Sie auch dann Pflegegeld, wenn sich Ihr Wohnsitz nicht in der Bundesrepublik Deutschland befindet.

Wie hoch ist das Pflegegeld?

Die Höhe des Pflegegeldes richtet sich nach der festgestellten Pflegestufe (vgl. dazu Seite 40 f.).

Folgende Sätze werden gezahlt:

- Pflegestufe I: monatlich 225 Euro, ab 1.1.2012 235 Euro,
- Pflegestufe II: monatlich 430 Euro, ab 1.1.2012 440 Euro,
- Pflegestufe III: monatlich 685 Euro, ab 1.1.2012 700 Euro.

Pflegegeld als Aufwandsentschädigung

Wie Sie sehen, fallen die Sätze beim Pflegegeld erheblich niedriger aus, als bei den Pflegesachleistungen. Das wird damit begründet, dass das Pflegegeld eher als Aufwandsentschädigung für freiwillige Helfer gelten soll, während die Pflegesachleistungen Entgelt für professionelle Pflege darstellen. Der Gesetzgeber geht davon aus, dass die Pflege gerade durch Angehörige nicht wegen einer Gewinnerzielungsabsicht erfolgt, sondern aus moralischen Gründen. Letztendlich stehe es den Betroffenen frei, für welche Art der Leistung sie sich entscheiden.

Für Beamte oder Ruhegehaltsempfänger gelten für Bundesbeamte die oben genannten Sätze. Einige Beihilfeverordnungen der Länder weichen von diesen Beträgen ab. Angerechnet werden Leistungen aus zusätzlich zur Beihilfe abgeschlossenen Pflichtversicherungen in der sozialen Pflegeversicherung.

Die Auszahlung erfolgt grundsätzlich an den Pflegebedürftigen, damit dieser entscheiden kann, welche Mittel er für welchen Pflegezweck verwendet. Die direkte Zahlung an andere Personen ist nicht vorgesehen.

Keine Erhöhung wegen eines Härtefalls

Eine weitere Erhöhung wegen eines Härtefalls – wie bei den Pflegesachleistungen – ist beim Pflegegeld nicht vorgesehen. Da die Pflege durch Angehörige oder Freiwillige unentgeltlich erfolgen muss und insoweit auch ein außergewöhnlich hoher Pflegeaufwand keine »Zusatzkosten« verursacht, fehlt es beim Pflegegeld, das von den Pflegebedürftigen regelmäßig nur als Anerkennung für geleistete ehrenamtliche Pflege an die Pflegeperson weitergeleitet wird, von vornherein an dem eigentlichen Grund für die Härtefall-Regelung.

Dauer der Zahlung

Die Zahlung beginnt mit dem Zeitpunkt, zu welchem Pflegebedürftigkeit bzw. eine Pflegestufe festgestellt wurde. Eingestellt wird die Zahlung bei Wegfall der Pflegebedürftigkeit bzw. bei Wegfall der Voraussetzungen der Feststellung einer Pflegestufe oder wenn der Pflegebedürftige verstirbt. Falls der Anspruch nicht für einen vollen Monat besteht, wird er anteilig gekürzt.

Gesetzliche Unfallversicherung

Falls Sie Pflegegeld aus der gesetzlichen Unfallversicherung erhalten, wird dieses in jedem Einzelfall unter Berücksichtigung der Art oder Schwere des Gesundheitsschadens sowie des Umfangs der erforderlichen Hilfe festgesetzt.

Es bestehen Mindest- und Höchstbeträge in der gesetzlichen Unfallversicherung. Diese belaufen sich derzeit auf 307 Euro (West) und 269 Euro (Ost) als Mindestbeträge und auf 1.228 Euro (West) und 1.075 Euro (Ost) als Höchstbeträge.

Wie wirkt sich das Pflegegeld auf Abgaben, Beiträge oder andere Einkünfte aus?

Steuern und Sozialversicherungsbeiträge

Auf das Ihnen gewährte Pflegegeld müssen Sie als pflegebedürftige Person keine Steuern zahlen. Ebenso werden von dem Pflegegeld keine Sozialversicherungsbeiträge abgezogen. Dies gilt für Pflegegeld von einer gesetzlichen Pflegeversicherung ebenso wie für Pflegegeld von einer privaten Pflegeversicherung.

Bevor Sie die Zahlung von Pflegegeld bei Ihrer Pflegeversicherung beantragen, sollten Sie aber überprüfen, ob dies eventuell Auswirkungen auf andere Einkünfte hat, die Sie beziehen.

Anrechnung auf Einkünfte

Soweit Sie als pflegebedürftige Person eine Altersrente, eine private Rente oder ein Ruhegehalt als pensionierter Beamter erhalten, wird das Pflegegeld nicht angerechnet. Eine Anrechnung erfolgt auch nicht bei Bezug von Arbeitslosengeld oder Krankengeld, wobei das Zusammentreffen dieser Leistungen mit Pflegegeld nur sehr selten in Betracht kommt.

Anrechnung bei Hartz IV

Wenn man als Pflegebedürftiger selbst Leistungen zur Sicherung des Lebensunterhaltes nach dem Zweiten Sozialgesetzbuch (SGB II) erhält, stellt sich häufig die Frage, ob das Pflegegeld als Einkommen des Pflegebedürftigen von den gewährten Leistungen abgezogen werden darf. Als Einkommen sind Einnahmen dann nicht zu berücksichtigen, wenn sie einem anderen Zweck als die Leistungen zur Sicherung des Lebensunterhalts dienen; dies bezeichnet man als zweckbestimmte Einnahmen.

Das Pflegegeld dient der Sicherstellung der häuslichen Pflege und nicht der Sicherung des Lebensunterhaltes. Deshalb ist es bei der Gewährung von Leistungen zur Sicherung des Lebensunterhaltes nach dem SGB II grundsätzlich nicht als Einkommen zu berücksichtigen.

Wenn das Pflegegeld allerdings nicht zur Sicherstellung der häuslichen Pflege verwendet wird, dient es auch keinem bestimmten Zweck mehr. In diesem Fall wäre es also als Einkommen anzurechnen.

Anrechnung bei Grundsicherung

Falls Sie Leistungen der Grundsicherung im Alter oder bei Erwerbsminderung nach den Vorschriften des Zwölften Sozialgesetzbuches (SGB XII) beziehen, sind grundsätzlich alle Einnahmen, auch wenn sie nicht versteuert werden müssen, als Einkommen zu berücksichtigen und mindern deshalb die gewährten Leistungen. Auch in diesen Fällen gilt aber, dass Geldleistungen, die zu einem ausdrücklich genannten Zweck erbracht werden, nicht als Einkommen angerechnet werden dürfen. Soweit Sie also mit dem Pflegegeld die häusliche Pflege sicherstellen, darf es nicht leistungsmindernd berücksichtigt werden.

Schließen sich Pflegegeld und Pflegesachleistungen gegenseitig aus?

Es gibt Lebenslagen für Pflegebedürftige, in welchen diese zwar Hilfe bei der Grundpflege und der hauswirtschaftlichen Versorgung benötigen, diese Hilfe aber zum größten Teil durch Angehörige oder andere freiwillige Helfer erbracht werden kann. In einer solchen Situation kann es immer wieder einmal vorkommen, dass für bestimmte Verrichtungen dennoch Hilfe von außen benötigt wird.

Sie könnten beispielsweise bei der täglichen Körperhygiene, bei der Ernährung und beim Bewegen innerhalb der Wohnung durch die Ehefrau oder den Ehemann ausreichend Hilfe erhalten, einmal pro Woche möchten Sie aber Baden und beim Ein- und Aussteigen in die Badewanne benötigen Sie zusätzliche Hilfe.

Kombinationsleistungen

In solchen Fällen sieht das Gesetz eine Kombination von Pflegegeld und Pflegesachleistung vor. Sie können bestimmen, in welchem Verhältnis Ihnen Pflegesachleistungen und Pflegegeld gewährt werden.

Im geschilderten Fall benötigen Sie eine professionelle Pflegekraft, wenn auch nur einmal wöchentlich. Die Pflegeversicherung übernimmt die Kosten für den professionellen Helfer als Sachleistung. Die Kosten belaufen sich z. B. auf 132 Euro monatlich. Bei Einordnung in die Pflegestufe I würde ein Pflegegeld in Höhe von 225 Euro gezahlt werden. Würde man die Kosten für die professionelle Hilfe einfach vom Pflegegeld abziehen, verblieben nur noch 93 Euro an Pflegegeld; das wäre kein zufriedenstellendes Ergebnis.

Um nicht zu dem zuvor geschilderten finanziellen Ergebnis zu gelangen, muss eine bestimmte Anrechnungsmethode beachtet werden.

Berechnungsbeispiel

Ausgangspunkt der Berechnung ist die Höhe der maximal zu erstattenden Kosten bei der Pflegesachleistung, bei Einordnung in die Pflegestufe I beispielsweise 440 Euro im Monat. Betragen die Kosten der Sachleistung monatlich wie im oben genannten Beispiel 132 Euro, entspricht dies einem Anteil an den maximal zu erstattenden Pflegesachleistungen von 30 Prozent. Das Pflegegeld in der Pflegestufe I beläuft sich auf monatlich 225 Euro. Hiervon ist nun ein Anteil von 30 Prozent entsprechend dem Anteil der bereits gewährten Pflegesachleistung abzuziehen. Es verbleibt ein monatliches Pflegegeld in Höhe von 157,50 Euro; dies entspricht 70 Prozent des Betrages von 225 Euro.

> **! Prüfen Sie genau**
> Sie sollten in jedem Einzelfall genau überlegen, welche Leistung Sie in Anspruch nehmen wollen, weil sich die Entscheidung für die eine oder andere Leistung erheblich auf Ihre finanziellen Ansprüche auswirken kann.

Teilstationäre Pflege – was versteht man darunter?

In vielen Familien kümmern sich Angehörige im Rahmen der häuslichen Pflege zu Hause um pflegebedürftige Personen. Manchmal kann die Pflege aber nicht zu jeder Zeit sichergestellt werden. Berufstätige Angehörige können sich beispielsweise während der Arbeitszeit nicht um die pflegebedürftige Person kümmern. Diese benötigt aber je nach Einzelfall auch tagsüber ständige Aufsicht oder Betreuung.

In Fällen, in denen die häusliche Pflege nicht in ausreichendem Umfang sichergestellt werden kann, oder wenn dies zur Ergänzung oder Stärkung der häuslichen Pflege erforderlich ist, haben Pflegebedürftige Anspruch auf teilstationäre Pflege in Einrichtungen der Tages- oder Nachtpflege. Die pflegebedürftige Person wird beispielsweise morgens abgeholt und verbringt den Tag in einem Pflegeheim, abends kehrt sie dann wieder nach Hause zurück, wo sich die Angehörigen bis zum nächsten Morgen um sie kümmern können. Durch diese Art der Pflege soll das Prinzip des Vorranges der häuslichen Pflege zur Erhaltung der sozialen Kontakte gestärkt werden.

Welche Kosten übernommen werden

Die Pflegeversicherung übernimmt die Kosten der pflegebedingten Aufwendungen der teilstationären Pflege, die Aufwendungen der sozialen Betreuung und die Aufwendungen für die in der Einrichtung notwendigen Leistungen der medizinischen

Behandlungspflege. Verpflegungskosten müssen Sie selbst tragen, schließlich wären diese auch bei einem Verbleib zu Hause angefallen. Die Kosten des Transports von und zu der Pflegeeinrichtung hingegen werden übernommen.

Höchstbeträge

Auch im Bereich der teilstationären Pflege gibt es Höchstbeträge für die Kostenerstattung. Diese entsprechen denen der Pflegesachleistungen:

- Pflegestufe I: monatlich 440 Euro, ab 1.1.2012 450 Euro,
- Pflegestufe II: monatlich 1.040 Euro, ab 1.1.2012 1.100 Euro,
- Pflegestufe III: monatlich 1.510 Euro, ab 1.1.2012 1.550 Euro.

Kombination ist möglich

Sie können die teilstationäre Pflege sowohl mit Pflegesachleistungen als auch mit Pflegegeld kombinieren. Ähnlich wie bei der Kombination von Pflegegeld und Pflegesachleistung sind mehrere Leistungen anteilig zu kürzen. Eine Erhöhung der Leistungen wegen des Vorliegens eines Härtefalles ist nicht vorgesehen.

Da Leistungen der teilstationären Pflege die häusliche Pflege begünstigen, gehen diese der vollstationären Pflege vor. Dies gilt aber dann nicht, wenn die teilstationäre Pflege zu einer höheren Kostenbelastung des Pflegebedürftigen als die vollstationäre Pflege führen würde.

Vollstationäre Pflege – was umfasst sie?

Können Pflegebedürftige nicht im Rahmen der häuslichen oder der teilstationären Pflege versorgt werden, besteht ein Anspruch auf Pflege in vollstationären Einrichtungen. Diese Art der Pflege soll erst dann in Betracht kommen, wenn tatsächlich keine andere Möglichkeit der Sicherstellung einer angemessenen und ausreichenden Pflege zu Hause besteht.

Unter einer vollstationären Einrichtung versteht man Pflegeeinrichtungen, in denen speziell ausgebildete Pflegefachkräfte die Pflege durchführen. Pflegebedürftige werden dort untergebracht und verpflegt. Die Einrichtungen benötigen eine Zulassung sowie einen Versorgungsvertrag mit den Pflegekassen. Ist die Einrichtung nicht zugelassen oder hat die Einrichtung keinen Versorgungsvertrag abgeschlossen, können Sie bei Aufenthalt in einer solchen Einrichtung keine Leistungen der Pflegeversicherung beanspruchen.

Falls Sie sich für eine Unterbringung in einem Pflegeheim entscheiden und die Pflegekasse kommt zu dem Ergebnis, dass dies nicht notwendig ist, erhalten Sie lediglich einen Zuschuss in Höhe des Maximalbetrages bei der Gewährung von Pflegesachleistungen.

Höchstbeträge

Die Kosten der Versorgung in einer vollstationären Einrichtung werden je nach Pflegestufe bis zu einem bestimmten Höchstbetrag übernommen. Darüber hinausgehende Kosten müssen Sie selbst tragen. Folgende Leistungssätze sind vorgesehen:

- Pflegestufe I: monatlich 1.023 Euro,
- Pflegestufe II: monatlich 1.279 Euro,
- Pflegestufe III: monatlich 1.510 Euro, ab 1.1.2012 1.550 Euro.

In besonderen Härtefällen können Kosten bis zu 1.825 Euro, ab dem 1.1.2012 bis zu 1.918 Euro übernommen werden.

Nicht alle Kosten werden übernommen

Kosten werden nur übernommen, wenn diese für pflegebedingte Aufwendungen, Aufwendungen der sozialen Betreuung oder Aufwendungen für Leistungen der medizinischen Behandlungspflege entstanden sind. Bei der Unterbringung in einem Pflegeheim fallen aber regelmäßig noch weitere Kosten an, insbesondere die Kosten für Verpflegung und Unterkunft sowie sogenannte Investitionskosten. Investitionskosten sind Kosten, die dem Träger von Pflegeeinrichtungen im Zusammenhang mit der Herstellung, Anschaffung und Instandsetzung von Gebäuden entstehen.

> **! Im Regelfall müssen Sie Geld zuschießen**
> **TIPP** Sie müssen damit rechnen, dass die Kosten, die nicht durch die Pflegeversicherung übernommen werden, mindestens noch einmal so hoch sind, wie die Leistungssätze der Pflegekasse. Dies bedeutet, dass z. B. in der Pflegestufe III mindestens ein zusätzlicher Eigenanteil von ungefähr 1.500 Euro monatlich auf Sie zukommt. In der Regel wird der Betrag noch höher ausfallen.

Kurzzeitpflege – was ist das?

Um die Pflege in unvorbereiteten Fällen oder in den Fällen, in welchen eine Verhinderungspflege in der häuslichen Umgebung (vgl. dazu Seite 55) nicht infrage kommt, sicherzustellen, haben Sie unter bestimmten Voraussetzungen einen Anspruch auf Kurzzeitpflege.

Voraussetzungen

Kurzzeitpflege

Kurzzeitpflege ist erforderlich, wenn Sie nach einer schweren Erkrankung aus dem Krankenhaus entlassen werden sollen, es absehbar ist, dass Sie pflegebedürftig sein werden, das häusliche Umfeld wegen notwendiger Umbaumaßnahmen aber noch nicht an die Situation angepasst worden ist.

Voraussetzung für den Anspruch auf Kurzzeitpflege ist, dass die häusliche Pflege nicht oder noch nicht in einem angemessenen Umfang durchgeführt werden kann.

Auch in den Fällen, in denen eine häusliche Pflege für einen gewissen Zeitraum nicht erfolgen kann, besteht Anspruch auf Kurzzeitpflege. Gemeint ist z. B. die Situation, dass die eigentliche Pflegekraft, die Sie zu Hause pflegt, plötzlich ausfällt und eine andere Sicherstellung der Pflege zu Hause nicht möglich ist. Der Unterschied zur Verhinderungspflege bei häuslicher Pflege besteht darin, dass die Kurzzeitpflege in einer vollstationären Einrichtung erbracht wird.

Da lediglich eine Übergangzeit überbrückt werden soll, ist der Anspruch auf vier Wochen im Kalenderjahr begrenzt. Diese müssen aber nicht auf einmal in Anspruch genommen werden, möglich ist auch eine Aufteilung auf beispielsweise zwei Mal zwei Wochen. Zeiten der Verhinderungspflege werden nicht auf die Kurzzeitpflege angerechnet.

Wie bei der dauerhaften vollstationären Pflege werden nur Kosten für pflegebedingte Aufwendungen, Aufwendungen der sozialen Betreuung oder Aufwendungen für Leistungen der medizinischen Behandlungspflege übernommen. Sie müssen sich deshalb auf weitere Kosten für Verpflegung und Unterkunft sowie auf den Anfall von Investitionskosten einstellen (vgl. Seite 69).

Leistungen

Anders als bei den anderen Leistungen sind die Leistungssätze der Pflegekasse bei der Kurzzeitpflege nicht von der jeweiligen Pflegestufe abhängig. Sie erhalten einen Maximalbetrag in Höhe von 1.510 Euro monatlich, ab dem 1.1.2012 1.550 Euro monatlich. Höhere Zahlungen bei einem Härtefall sind nicht vorgesehen. Fahrtkosten von und zu der Einrichtung werden nicht erstattet. Durch den einheitlichen hohen Leistungssatz bestehen zwar Vorteile für Pflegebedürftige, welche in die Pflegestufe I und die Pflegestufe II eingestuft wurden, dieser Vorteil muss aber unter dem Gesichtspunkt gesehen werden, dass bei der vollstationären Pflege erhebliche Zusatzkosten anfallen.

Während der Kurzzeitpflege können Sie nicht gleichzeitig Pflegegeld oder Pflegesachleistungen beziehen. Eine Ausnahme gilt für den Tag der Aufnahme und den Tag der Entlassung aus der vollstationären Einrichtung. Für diese beiden Tage können andere Leistungen anteilig erbracht werden.

Was sind Pflegehilfsmittel?

Pflegehilfsmittel sind technische oder zum Verbrauch bestimmte Produkte, die dem Pflegebedürftigen zur Verfügung gestellt werden. Sie sollen zur Erleichterung der Pflege oder zur Linderung der Beschwerden des Pflegebedürftigen beitragen. Außerdem sollen die Hilfsmittel dem Pflegebedürftigen eine selbstständigere Lebensführung ermöglichen.

Technische Hilfsmittel

Technische Hilfsmittel
Technische Hilfsmittel sind u.a. Krankenbetten, Rollstühle, Gehwagen oder Hebevorrichtungen zum Ein- und Aussteigen in eine Badewanne.

Als Pflegehilfsmittel sind nur solche technischen Hilfen anzusehen, die vom Versicherten getragen oder mit geführt und bei einem Wohnungswechsel auch mitgenommen und weiter benutzt werden können. Sie dienen dazu, sich im jeweiligen Umfeld zu bewegen, zurechtzufinden und die elementaren Grundbedürfnisse des täglichen Lebens zu befriedigen.

Kein Anspruch auf dauerhafte Überlassung

Falls Sie bei Ihrer Pflegekasse die Versorgung mit einem technischen Hilfsmittel beantragen, kann Ihnen dies auch leihweise zur Verfügung gestellt werden. Ein Anspruch auf eine dauerhafte Überlassung besteht nicht. Die Versorgung umfasst auch die Reparatur oder die Instandsetzung eines Hilfsmittels. Lehnen Sie die leihweise Überlassung eines Hilfsmittels ab, so sind Sie verpflichtet, die gesamten Kosten des Hilfsmittels selbst zu tragen.

Zuzahlung

Ab Vollendung des 18. Lebensjahres müssen Sie eine Zuzahlung bei der dauerhaften Überlassung von Pflegehilfsmitteln übernehmen. Die Zuzahlung fällt bei leihweiser Überlassung nicht an. Die Höhe der Zuzahlung beträgt zehn Prozent der Kosten, höchstens aber 25 Euro. Gezahlt wird direkt an denjenigen, der Ihnen das Hilfsmittel überlässt, also beispielsweise das Sanitätshaus.

Von der Zuzahlung kann Sie die Pflegekasse nach Ermessen befreien. Ein Anspruch auf vollständige Befreiung kann bei Bezug von Sozialleistungen bestehen. Die Befreiung ist einkommensabhängig. Überschreiten Sie bei den Zuzahlungen einen Betrag von zwei Prozent Ihres Bruttojahreseinkommens, können Sie befreit werden. Bei chronisch Kranken beträgt die Belastungsgrenze ein Prozent des Bruttojahreseinkommens.

> **Befreiung beantragen**
> Beantragen Sie stets eine Befreiung von der Zuzahlung. Die Entscheidung steht zwar in vielen Fällen im Ermessen der Pflegekasse, Sie haben aber nichts zu verlieren.

Zum Verbrauch bestimmte Hilfsmittel

Zum Verbrauch bestimmte Hilfsmittel sind nicht wiederverwendbare Gegenstände wie z. B. Windeln, Einlagen, Einmalhandschuhe oder Desinfektionsmittel. Sie erhalten auf Antrag monatliche Zuzahlungen bis zu einem Betrag von 31 Euro.

Wohnumfeldverbessernde Maßnahmen – was ist darunter zu verstehen?

Zur Verbesserung des individuellen Wohnumfeldes des Pflegebedürftigen kann die Pflegekasse finanzielle Zuschüsse gewähren. Der Gesetzgeber nennt als Beispiel Zuschüsse zu technischen Hilfen im Haushalt.

Zuschussfähige Maßnahmen

Wohnumfeldverbessernde Maßnahmen

Solche Maßnahmen sind u.a. der Einbau eines Treppenlifts, die Verbreiterung von Türen für Rollstuhlfahrer, der Einbau einer barrierefreien Dusche oder die Anbringung von Fenster-und Türgriffen in rollstuhlgerechter Höhe. Auch der Bau einer Rampe für Rollstuhlfahrer außerhalb der Wohnung stellt eine wohnumfeldverbessernde Maßnahme dar.

Abzugrenzen sind wohnumfeldverbessernde Maßnahmen von technischen Hilfsmitteln. Die Maßnahmen müssen wohnraumgebunden sein und der Erleichterung der Lebensführung oder Pflege im häuslichen Bereich dienen.

Maßnahmen, die lediglich der Erhöhung des Wohnkomforts dienen, sind nicht förderungsfähig, ebenso reine Modernisierungsmaßnahmen oder Schönheitsreparaturen.

Unter einer Maßnahme versteht man den gesamten Umbauvorgang zur Verbesserung des Wohnumfeldes. Werden für eine Wohnung eine Rollstuhlrampe gebaut, die Türen verbreitert und Tür- und Fenstergriffe versetzt, liegen nicht drei Maßnahmen vor, die einzeln bezuschusst werden, es handelt sich um eine einzige zusammenhängende Maßnahme, die nur einmal bezuschusst wird.

> **Umzug in behindertengerechte Wohnung**
> Auch der Umzug in eine behindertengerechte Wohnung kann bezuschusst werden, wenn dadurch die Unterbringung in einer vollstationären Pflegeeinrichtung vermieden werden kann.

Voraussetzungen; Höhe des Zuschusses

Voraussetzung zum Erhalt eines Zuschusses ist die Feststellung einer Pflegestufe (nicht einer bestimmten). Die Gewährung eines Zuschusses liegt im Ermessen der Pflegeversicherung. Diese wird vor der Gewährung die Notwendigkeit durch einen Gutachter überprüfen lassen. Es empfiehlt sich, dass Sie vor Beginn der Umbaumaßnahme einen Antrag bei der Pflegekasse stellen und mit der Umbaumaßnahme bis zu einer Entscheidung der Pflegeversicherung abwarten.

Die Höhe des Zuschusses richtet sich nach den Einkommensverhältnissen des Pflegebedürftigen. Je Maßnahme wird höchstens ein Betrag von 2.557 Euro gewährt.

Bezuschusst wird nur die Maßnahme, welche der Erleichterung der Lebensführung oder der Pflege dient. Lassen Sie in Ihrem Bad z. B. eine barrierefreie Dusche einbauen und werden in diesem Zusammenhang im gesamten Bad neue Fliesen verlegt, sind nur die Kosten für die Fliesen zuschussfähig, welche im Rahmen des Einbaus der Dusche ersetzt werden müssen.

Welche Leistungen kann die Pflegeperson beanspruchen?

Pflegepersonen im Sinne der sozialen Versicherung sind Personen, die einen Pflegebedürftigen in seiner häuslichen Umgebung nicht erwerbsmäßig pflegen.

Der Gesetzgeber hat als eines der Prinzipien der Pflegeversicherung den Vorrang der häuslichen Pflege vor der stationären Unterbringung einer pflegebedürftigen Person vorgegeben. Die häusliche Pflege wiederum kann schon aus Kostengründen nicht flächendeckend durch professionelle Pflegekräfte durchgeführt werden. Für Pflegepersonen wie z. B. Angehörige oder andere freiwillige Helfer, die für ihre Tätigkeit kein Entgelt erhalten, sollen deshalb Anreize geschaffen werden, sich in der Pflege zu engagieren.

Beiträge zur Rentenversicherung

Wenn Sie als Pflegeperson eine pflegebedürftige Person mindestens 14 Stunden wöchentlich pflegen und daneben regelmäßig nicht mehr als 30 Stunden pro Woche erwerbstätig sind, zahlt die gesetzliche oder private Pflegeversicherung Beiträge zur gesetzlichen Rentenversicherung für Sie. Entsprechendes gilt, wenn Sie als Freiberufler, z. B. als Arzt, Architekt, Rechtsanwalt oder Steuerberater, Mitglied in einem berufsständischen Versorgungswerk sind. Beiträge für eine private Rentenversicherung werden hingegen nicht gezahlt.

Die Höhe der Beiträge zur Rentenversicherung oder zum Versorgungswerk richtet sich nach der Pflegestufe der gepflegten Person und dem zeitlichen Umfang der Pflegetätigkeit. Üben Sie die Pflegetätigkeit mit mehreren Personen gemeinsam aus, z. B. mit mehreren Familienangehörigen, werden Beiträge im Verhältnis des Umfanges der Pflegetätigkeit jeder einzelnen Pflegeperson zum Umfang der gesamten Pflege entrichtet.

Unfallversicherungsschutz

Während der pflegerischen Tätigkeit sind Pflegepersonen in der gesetzlichen Unfallversicherung versichert. Dies bedeutet, dass Ihnen bei einem Unfall während der pflegerischen Tätigkeit Leistungen der gesetzlichen Unfallversicherung zustehen. Umfasst sind auch Wegeunfälle, z. B. wenn Sie die pflegebedürftige Person zum Arzt bringen und auf dem Weg verunglücken.

Für Zeiten der unfallbedingten Arbeitsunfähigkeit erhalten Sie Verletztengeld. Verbleiben durch den Unfall Beeinträchtigungen, die Ihre Erwerbsfähigkeit einschränken, steht Ihnen je nach Umfang der Minderung der Erwerbsfähigkeit in bestimmten Fällen eine Verletztenrente zu.

Schulungen

Neben den zuvor genannten sozialversicherungsrechtlichen Leistungen werden für Angehörige und andere an ehrenamtlicher Pflege interessierte Personen unentgeltliche Schulungen durch die Pflegekassen angeboten. Auf Wunsch können solche Kurse auch in der häuslichen Umgebung der pflegebedürftigen Person durchgeführt werden.

Welche Auswirkungen haben Zahlungen an die Pflegeperson?

Pflegepersonen erbringen die Pflegeleistung nicht erwerbsmäßig und meist ohne dafür irgendein Entgelt zu bekommen. In manchen Fällen erhalten Pflegepersonen von den pflegebedürftigen Personen aber Geldzahlungen, z. B. als Aufwendungsersatz für Kosten, die der Pflegeperson entstanden sind. Es stellt sich die Frage, ob auf solche Zahlungen Sozialversicherungsbeiträge oder Steuern zu zahlen sind und welche Auswirkungen die Einnahmen auf andere Sozialleistungen haben.

Zunächst muss man zwischen Geldzahlungen unterscheiden, die für konkrete Anschaffungen oder Leistungen entstanden sind, und anderen Zahlungen. Gehen Sie für die pflegebedürftige Person einkaufen oder transportieren Sie diese in Ihrem Auto und erhalten für vorgelegte Kosten nach Vorlage der entsprechenden Zahlungsbelege das vorgelegte Geld erstattet, sind hierauf selbstverständlich weder Sozialversicherungsbeiträge noch Steuern zu zahlen.

Sozialversicherungsbeiträge und Steuern

Erhalten Sie unabhängig von entstandenen Kosten finanzielle Zuwendungen der pflegebedürftigen Person, beispielsweise einen Teil des Pflegegeldes, ist zunächst zwischen Sozialversicherungsbeiträgen und Steuern zu unterscheiden.

Solange die Pflegetätigkeit nicht erwerbsmäßig ausgeübt wird, sind keine Sozialversicherungsbeiträge abzuführen.

Als Angehöriger einer pflegebedürftigen Person sind Einnahmen, die für Leistungen der Grundpflege oder der hauswirtschaftlichen Versorgung gezahlt werden, bis zur Höhe des dem Pflegebedürftigen gewährten Pflegegeldes (vgl. Seite 60 f.) steuerfrei.

Pflegen Sie eine Person, die nicht Ihr Angehöriger ist, sind Einnahmen bis zur Höhe des der pflegebedürftigen Person gewährten Pflegegeldes nur dann steuerfrei, wenn für die Pflegeleistung eine sittliche Verpflichtung besteht. Eine solche sittliche Verpflichtung kann z. B. bei der Pflege eines zu Ihrem Haushalt gehörenden Kindes oder Elternteiles eines Lebensgefährten vorliegen.

Anrechnung auf andere Sozialleistungen

Wenn Sie Hartz IV oder Grundsicherungsleistungen erhalten, ist erzieltes Einkommen normalerweise auf die gewährten Leistungen anzurechnen.

Bei Leistungen nach den Vorschriften des SGB II ist das an die Pflegeperson weitergegebene Pflegegeld dann nicht als Einkommen zu berücksichtigen, wenn es steuerfrei ist. Die Einnahmen dürfen also nicht die Höhe des an die pflegebedürftige Person gezahlten Pflegegeldes übersteigen. Außerdem muss die Pflege für einen Angehörigen oder aus einer sittlichen Verpflichtung heraus erfolgen.

Erhalten Sie Grundsicherungsleistungen, sind Einnahmen unter den gleichen Voraussetzungen nicht als Einkommen zu berücksichtigen.

Wie wirkt sich Pflege auf ein Arbeitsverhältnis aus?

Der Gesetzgeber hat zur Förderung der häuslichen Pflege durch nahe Angehörige 2008 das Pflegezeitgesetz eingeführt. Das Pflegezeitgesetz enthält Regelungen für Notsituationen sowie für eine längere Unterbrechung der Erwerbstätigkeit zum Zwecke der häuslichen Pflege naher Angehöriger.

Notsituation

In einer akut aufgetretenen Pflegesituation hat ein Arbeitnehmer das Recht, bis zu zehn Tage von der Arbeit fernzubleiben, wenn dies erforderlich ist, um für einen pflegebedürftigen nahen Angehörigen eine bedarfsgerechte Pflege zu organisieren oder eine pflegerische Versorgung in dieser Zeit sicherzustellen.

Wenn Sie in eine solche Situation kommen und der Arbeit fernbleiben, sind Sie dazu verpflichtet, den Arbeitgeber unverzüglich zu unterrichten, das heißt, dass die Unterrichtung im Regelfall noch am Morgen des ersten Tages des Fernbleibens von der Arbeit erfolgen muss. Der Arbeitgeber kann die Vorlage einer ärztlichen Bescheinigung über die Pflegebedürftigkeit des nahen Angehörigen sowie eine ärztliche Bescheinigung über das Vorliegen der Erforderlichkeit von organisatorischen oder pflegerischen Maßnahmen verlangen. Eine Entgeltfortzahlungspflicht besteht grundsätzlich nicht.

Pflegezeit

Um einen nahen Angehörigen für längere Zeit in der häuslichen Umgebung zu pflegen, können Sie bei Ihrem Arbeitgeber eine sogenannte Pflegezeit beantragen. In dieser Zeit sind Sie vollständig oder teilweise von Ihrer Arbeitsverpflichtung freigestellt.

Voraussetzung hierfür ist, dass Ihr Arbeitgeber mehr als 15 Arbeitnehmer beschäftigt. Das Verlangen nach Pflegezeit ist spätestens zehn Tage vor Beginn gegenüber dem Arbeitgeber schriftlich anzukündigen. Gleichzeitig muss erklärt werden, für wie lange und in welchem täglichen zeitlichen Umfang die Pflegezeit in Anspruch genommen werden soll. Die Höchstdauer der Pflegezeit beträgt für jeden pflegebedürftigen nahen Angehörigen sechs Monate.

Während der Pflegezeit besteht ein besonderer Kündigungsschutz. Eine Kündigung darf nur mit Zustimmung der für den Arbeitsschutz zuständigen Behörde erfolgen.

 Beitragszuschuss zur Kranken- und Pflegeversicherung

Geldleistungen wie Krankengeld oder Elterngeld hat der Gesetzgeber während der Pflegezeit nicht vorgesehen. Auf Antrag erhalten Sie aber einen Zuschuss für die Beiträge zur gesetzlichen oder privaten Kranken- und Pflegeversicherung, soweit keine beitragsfreie Familienversicherung möglich ist. Die Zuschüsse zahlt die für den Pflegebedürftigen zuständige Pflegeversicherung. Während der Pflegezeit bleiben Sie in der gesetzlichen Arbeitslosenversicherung versichert.

Kapitel 4
Verfahrensfragen

Wenn Sie Leistungen der Pflegeversicherung in Anspruch nehmen wollen, müssen Sie einen Antrag bei Ihrer Pflegekasse stellen. Diese befindet sich bei Ihrer Krankenkasse. Im folgenden Kapitel wird dargestellt, wie das Antragsverfahren abläuft und wie Sie sich gegen Entscheidungen der Pflegekasse wehren können.

Was muss man tun, um Leistungen zu erhalten?

Leistungen der gesetzlichen und der privaten Pflegeversicherung erhält man nur auf Antrag. Eine bestimmte Antragsform ist bei der gesetzlichen Pflegeversicherung nicht vorgeschrieben, es reicht also aus, wenn Sie die Pflegekasse mündlich, z. B. per Telefon, über die Antragsstellung informieren. Zu Beweiszwecken empfiehlt es sich aber, einen schriftlichen Antrag zu stellen und einen Nachweis über den Versand aufzubewahren. Bei privaten Pflegeversicherungen ist im Regelfall eine schriftliche Antragstellung vorgeschrieben.

Wartezeit

Um Leistungen der Pflegeversicherung zu erhalten, müssen Sie eine bestimmte Wartezeit mit Versicherungszeiten erfüllt haben. In der gesetzlichen Pflegeversicherung müssen Sie in den letzten zehn Jahren vor Antragstellung mindestens zwei Jahre als Mitglied oder im Rahmen der Familienversicherung versichert gewesen sein. Bei Kindern reicht es aus, wenn ein Elternteil die Vorversicherungszeit erfüllt hat. Waren Sie zuvor in einer privaten Pflegeversicherung versichert, werden die dort ununterbrochen zurückgelegten Versicherungszeiten angerechnet. In der privaten Pflegeversicherung gelten die gleichen Wartezeiten. Zeiten einer vorherigen gesetzlichen Pflegeversicherung werden auf die Wartezeit angerechnet.

Rechtzeitige Antragsstellung

Leistungen der gesetzlichen Pflegeversicherung werden ab Antragstellung gewährt. Lagen die Voraussetzungen zur Gewährung von Leistungen schon vor der Antragstellung vor, muss differenziert werden. Frühester Zeitpunkt für eine gegebenenfalls rückwirkende Leistungserbringung ist der Zeitpunkt, zu welchem die Anspruchsvoraussetzungen erfüllt sind, also Pflegebedürftigkeit vorlag. Wird der Antrag aber später als einen Monat nach Eintritt der Pflegebedürftigkeit gestellt, werden die Leistungen nur vom Beginn des Monats der Antragstellung an gewährt.

 Antrag

Die Pflegebedürftigkeit besteht ab dem 5.7.2011, den Antrag stellen Sie am 25.7.2011. Leistungen werden in diesem Fall ab dem 5.7.2011 erbracht. Stellen Sie den Antrag erst am 6.8.2011, werden Leistungen erst ab dem 1.8.2011 erbracht.

Bei der privaten Pflegeversicherung ist der Versicherungsfall der Eintritt der Pflegebedürftigkeit. Der Versicherungsfall beginnt mit der ärztlichen Feststellung der Pflegebedürftigkeit. Von der ärztlichen Feststellung der Pflegebedürftigkeit müssen Sie das Versicherungsunternehmen umgehend informieren.

Nach Antragstellung erfolgt im Regelfall eine Begutachtung durch einen Pflegegutachter. Dieser gibt eine Einschätzung über Art und Ausmaß der Pflegebedürftigkeit oder die Durchführung von Maßnahmen ab.

Ändert sich der Umfang der Pflegebedürftigkeit, können Sie jederzeit einen Antrag auf Anpassung der gewährten Leistungen stellen. Stellt sich heraus, dass der Umfang der Pflegebedürftigkeit schon vor dem Änderungsantrag höher war, werden Leistungen auch rückwirkend erbracht.

Wer stellt die Pflegebedürftigkeit fest?

Die ersten Personen, die bei betroffenen Personen Anzeichen für eine mögliche Pflegebedürftigkeit feststellen, sind meist die Angehörigen. Falls sich eine Pflegebedürftigkeit nach einer Erkrankung mit Krankenhausaufenthalt abzeichnet, werden Sie darauf meist vom Krankenhauspersonal aufmerksam gemacht. Oft erfolgt auch eine Hilfestellung bei der Frage, an wen sich die Angehörigen nun wenden müssen.

Sowohl die gesetzliche als auch die private Pflegeversicherung werden ärztliche Befundberichte als Anhaltspunkte für die weiteren Ermittlungen nutzen. Nachdem die Pflegeversicherung von einer möglichen Pflegebedürftigkeit Kenntnis erlangt, beginnt sie mit eigenen Ermittlungen.

Begutachtung durch den Medizinischen Dienst der Krankenversicherung

Die gesetzliche Pflegeversicherung beauftragt mit der Feststellung, ob Pflegebedürftigkeit besteht, den Medizinischen Dienst der Krankenversicherung (MDK). Dieser hat die Aufgabe, die Voraussetzungen für die Einordnung in eine Pflegestufe zu ermitteln. Außerdem überprüft der MDK, ob eine erheblich eingeschränkte Alltagskompetenz vorliegt und er trifft Feststellungen darüber, ob und in welchem Umfang weitere Maßnahmen durchgeführt werden müssen.

Untersuchung im häuslichen Umfeld

Um die Feststellungen zu treffen, soll die betroffene Person in ihrem häuslichen Umfeld untersucht werden. Die Untersuchung wird durch bei dem MDK angestellte besonders geschulte Ärzte oder Pflegefachkräfte durchgeführt. Bei der Begutachtung kann der MDK die behandelnden Ärzte sowie Angehörige des Betroffenen mit dessen Einverständnis befragen.

Das Ergebnis der Pflegebegutachtung leitet der MDK an die Pflegeversicherung weiter; diese trifft sodann eine Entscheidung.

Private Versicherungen beauftragen mit der Begutachtung ein hierauf spezialisiertes Unternehmen, die MEDICPROOF GmbH. Diese ist ein Tochterunternehmen des Verbandes der privaten Krankenversicherung e. V. und nimmt die Aufgaben eines medizinischen Dienstes für die Unternehmen der privaten Kranken-und Pflegeversicherungen wahr.

Entscheidung der Pflegeversicherung

Eine Entscheidung über die Feststellung der Pflegebedürftigkeit und die Einordnung in eine Pflegestufe sollen dem Antragsteller nach spätestens fünf Wochen zugehen. Befindet sich die betroffene Person in einem Krankenhaus und ist eine sofortige Entscheidung notwendig, z. B. weil eine umgehende Aufnahme in einer vollstationären Einrichtung geplant ist, soll die Begutachtung im Krankenhaus unverzüglich, spätestens innerhalb einer Woche nach Eingang des Antrags bei der zuständigen Pflegekasse durchgeführt werden, damit umgehend eine Entscheidung der Pflegekasse ergehen kann.

Pflegetagebuch – was ist das?

Vor einer Begutachtung durch den Medizinischen Dienst der Krankenversicherung oder durch die MEDICPROOF GmbH sollte man sich als Pflegebedürftiger aber insbesondere auch als pflegender Angehöriger gut vorbereiten.

Die Gutachter stellen Fragen zur allgemeinen Pflegesituation, zum anfallenden Zeitaufwand, zu pflegeerschwerenden Faktoren, manchmal lassen sich die Gutachter auch bestimmte Verrichtungen vorführen. Die Begutachtung dauert in den meisten Fällen nicht sehr lang. Umso wichtiger ist es für Sie, sämtliche Einzelheiten, die für die Dauer der täglichen Pflege und damit für die Einordnung in die eine oder andere Pflegestufe, relevant sind, zum Zeitpunkt der Begutachtung parat zu haben.

Eine große Hilfe hierbei kann ein sogenanntes Pflegetagebuch sein. In das Pflegetagebuch werden die Verrichtungen der Körperpflege, der Ernährung, der Mobilität und der hauswirtschaftlichen Versorgung eingetragen. Das Pflegetagebuch kann man am Besten in Tabellenform führen.

Kleinere Hilfestellungen nicht vergessen

Oft werden kleinere Hilfestellungen bei der Anfertigung des Pflegetagebuchs vergessen, diese können aber ausschlaggebend sein, wenn für die Einordnung in eine höhere Pflegestufe nur wenige Minuten fehlen. Zu den kleineren Hilfestellungen gehören z. B. das Bereitstellen von Zwischenmahlzeiten, die notwendige und wiederholte Motivation zum Essen und Trinken, das Händewaschen vor und nach den Mahlzeiten, das Herrichten von Bekleidung nach dem selbstständigen Toilettengang oder die Hilfestellung beim Aufstehen, um zum Essen oder zur Toilette zu gehen.

> **! TIPP Arztbesuch**
> Arztbesuche, soweit sie in wöchentlichen Abständen erfolgen, gehören zum Bereich der Mobilität. Zum Zeitaufwand gehören neben der eigentlichen Untersuchung auch der Hin- und Rückweg sowie eine eventuelle Wartezeit, soweit die Pflegeperson anwesend sein muss. Hierdurch ergibt sich meist ein ganz erheblicher zusätzlicher Zeitaufwand für die Pflege.

Um eine aussagekräftige Aufstellung zu erhalten, sollten Sie das Pflegetagebuch über den Zeitraum von mindestens einer Woche führen, besser noch zwei Wochen.

Sie sollten das Pflegetagebuch dem Gutachter oder der Pflegeversicherung aushändigen, damit es bei der Bewertung der Pflegebedürftigkeit berücksichtigt wird.

Neben dem reinen Tagebuch sollten Sie zudem eine Aufstellung von pflegeerschwerenden Faktoren (vgl. Seite 44 f.) anfertigen. In vielen Fällen werden diese Faktoren bei der Bemessung der Zeit für die Pflegeverrichtungen durch die Gutachter nicht ausreichend berücksichtigt, weil sie diesen gar nicht bekannt sind.

Das Pflegetagbuch hilft nicht nur im Antragsverfahren gegenüber der Pflegeversicherung. Auch in einem Gerichtsverfahren dient es einem möglichst genauen Vortrag sowie als Gedächtnisstütze bei einer etwaigen Zeugenaussage.

Wie kann ich die Entscheidung der Pflegeversicherung überprüfen?

Nachdem die gesetzliche oder private Pflegeversicherung getroffen hat, sollten Sie diese sorgfältig auf ihre Richtigkeit überprüfen. Vor einer Entscheidung darüber, ob Ihnen Leistungen bewilligt werden, erfolgt in vielen Fällen eine Anhörung. Die Pflegeversicherung teilt Ihnen mit, wie sie die Angelegenheit einschätzt, und fordert Sie zu einer Stellungnahme auf. Sie sollten diese Gelegenheit unbedingt wahrnehmen und die für Sie günstigen Argumente noch einmal darlegen.

Begründungspflicht der Pflegeversicherung

Entscheidungen der gesetzlichen Pflegeversicherung ergehen als sogenannte Verwaltungsakte. Ein Verwaltungsakt ist von der erlassenden Behörde zu begründen und zwar sowohl in rechtlicher Hinsicht als auch in tatsächlicher Hinsicht. Dieser Begründung sollten Sie besondere Aufmerksamkeit widmen.

Die private Pflegeversicherung wird ihre Entscheidung im Regelfall ebenfalls begründen, allerdings wird das Pflegegutachten der Entscheidung nur in seltenen Fällen beigefügt.

Erscheinen Ihnen die Argumente der Pflegeversicherung nachvollziehbar und schlüssig und ist die Entscheidung aus sich heraus verständlich, weil vielleicht das ausführliche Pflegegutachten beigefügt ist, können Sie in Ruhe über die Einlegung eines Rechtsbehelfes nachdenken und gegebenenfalls einen Fachmann mit der Überprüfung beauftragen. Beachten müssen Sie allerdings, dass Fristen für die Einlegung von Rechtsbehelfen nach dem Zugang der Entscheidung zu laufen beginnen.

> **Behandelnde Ärzte einschalten**
> Besprechen Sie das Ergebnis mit den behandelnden Ärzten. Diese können eine erste fachliche Einschätzung abgeben und sind mit den Erkrankungen des Betroffenen vertraut.

Ist die Entscheidung nicht nachzuvollziehen, kommt es darauf an, wie viel Zeit Ihnen noch bis zum Ablauf der Rechtsbehelfsfrist bleibt. Im Zweifelsfall sollten Sie Rechtsbehelfe einlegen. Diese können Sie nach Klärung der Sach- und Rechtslage immer noch zurücknehmen.

Recht auf Akteneinsicht

Bei der gesetzlichen Pflegeversicherung haben Sie einen Anspruch auf Einsichtnahme in die Verfahrensakten. Zur Einsichtnahme müssen Sie grundsätzlich die Pflegeversicherung aufsuchen. Die Behörde kann Ihnen die Akten oder Kopien aber auch übersenden.

Falls die Entscheidung von einer privaten Pflegeversicherung getroffen wurde, besteht kein umfassendes Akteneinsichtsrecht. Die Versicherung ist aber dazu verpflichtet, auf Verlangen des Versicherungsnehmers oder der versicherten Person einem von ihnen benannten Arzt oder Rechtsanwalt Auskunft über und Einsicht in Gutachten oder Stellungnahmen zu geben. Von diesem Recht sollten Sie Gebrauch machen.

Wie kann ich die Entscheidung der gesetzlichen Pflegeversicherung angreifen?

Sind Sie mit der Entscheidung der Pflegeversicherung nicht einverstanden, können Sie Rechtsbehelfe einlegen.

Widerspruch

Wie bereits ausgeführt (vgl. Seite 90), handelt es sich bei Entscheidungen der gesetzlichen Pflegeversicherung um Verwaltungsakte. Gegen Verwaltungsakte können Sie Widerspruch erheben. Ein Hinweis darauf, dass es sich um einen Verwaltungsakt handelt, ist die sogenannte Rechtsbehelfsbelehrung. Darin teilt die Behörde mit, dass und in welcher Frist Widerspruch erhoben werden kann und an wen der Widerspruch zu richten ist.

Die Frist zur Erhebung eines Widerspruches beträgt einen Monat. Geht Ihnen eine Entscheidung am 15. eines Monats zu, muss der Widerspruch spätestens am 15. des Folgemonats bei der Pflegekasse eingegangen sein. Auch wenn Ihr Widerspruch bei einer anderen inländischen Behörde oder bei einem Versicherungsträger innerhalb der Widerspruchsfrist eingeht, gilt die Frist als gewahrt. Fehlt die Rechtsbehelfsbelehrung in einer Entscheidung, beträgt die Widerspruchsfrist ein Jahr.

Ihren Widerspruch brauchen Sie nicht zu begründen. Dies ist aber sinnvoll, damit Ihre Einwendungen umfassend in die Entscheidungsfindung einfließen können. Es wird ein weiteres

Gutachten eingeholt. Gegebenenfalls werden die behandelnden Ärzte oder die Pflegepersonen befragt. Das Widerspruchsverfahren ist kostenfrei.

Kommt die Pflegekasse zu dem Ergebnis, dass Ihre Einwendungen berechtigt sind, ergeht ein Abhilfebescheid. Bleibt die Pflegekasse bei ihrer Auffassung, ergeht ein Widerspruchsbescheid.

Klage

Gegen den Widerspruchsbescheid können Sie innerhalb einer Frist von einem Monat Klage bei dem Sozialgericht erheben. Gerichtskosten fallen nicht an. Welches Sozialgericht zuständig ist, ergibt sich aus der Rechtsbehelfsbelehrung. Bei den Sozialgerichten gilt der Amtsermittlungsgrundsatz. Das Gericht ist dazu verpflichtet, den Sachverhalt umfassend aufzuklären. Auch im Gerichtsverfahren ist es natürlich sinnvoll, die Klage zu begründen. Dabei können Sie Zeugen angeben (z. B. Ärzte). Sie können auch anregen, ein weiteres Gutachten einholen zu lassen.

Gegen Entscheidungen der Sozialgerichte können Sie Berufung beim Landessozialgericht einlegen, gegen die Entscheidung der Landessozialgerichte kann Revision beim Bundessozialgericht eingelegt werden.

> **! Überprüfungsantrag**
> Verpassen Sie einmal eine Rechtsbehelfsfrist, können Sie einen Überprüfungsantrag stellen. Die gesetzliche Pflegeversicherung ist dann dazu verpflichtet, Ihre Entscheidung noch einmal zu überprüfen. Gegen die Überprüfungsentscheidung kann wiederum Widerspruch erhoben werden.

Wie kann ich mich gegen Entscheidungen der privaten Pflegeversicherung wehren?

Wollen Sie sich gegen eine Entscheidung der privaten Pflegeversicherung wehren wollen, müssen Sie Besonderheiten beachten, die sich aus dem privatrechtlichen Vertragsverhältnis ergeben.

Entscheidungen der privaten Pflegeversicherungen sind keine Verwaltungsakte (vgl. Seite 90), deshalb können Sie gegen eine Entscheidung der privaten Pflegeversicherung auch keinen Widerspruch erheben.

Nur Klage, kein Widerspruch

Gegen die Entscheidung der privaten Pflegeversicherung können Sie gleich eine gerichtliche Klage erheben. Berücksichtigt die Pflegeversicherung Ihre Einwendungen nicht, ist die Erhebung einer Klage der einzige Weg, eine andere Entscheidung zu erzwingen.

Eine Frist zur Erhebung der Klage ist nicht vorgesehen. Es liegt aber in Ihrem Interesse, so schnell wie möglich eine Klärung herbeizuführen. Außerdem können Ansprüche gegen die private Pflegeversicherung nach zu langem Abwarten verjähren. Die Verjährungsfrist beträgt drei Jahre.

Zuständigkeit des Sozialgerichtes

Anders als bei allen anderen privaten Versicherungen, die man vor den Zivilgerichten verklagen muss, ist für Klagen gegen die private Pflegeversicherung das Sozialgericht zuständig. Örtlich zuständig ist das Sozialgericht, welches für den Wohnort des Versicherten oder der versicherten Person zuständig ist.

Die Klage vor dem Sozialgericht hat für Sie mehrere Vorteile. Vor dem Zivilgericht müssen Sie die für Sie günstigen Umstände darlegen und im Bestreitensfall beweisen. Vor den Sozialgerichten hingegen ermitteln die Richter von Amts wegen. Gerichtskosten fallen im Gegensatz zu den Zivilgerichten nicht an, Sie müssen deshalb als Kläger auch keinen Gerichtskostenvorschuss leisten. Weist das Gericht die Klage ab, kann die private Pflegeversicherung von Ihnen keinen Ersatz der Kosten für das Gerichtsverfahren verlangen.

Klage gegen private Pflegeversicherung

Ein Nachteil ist, dass Klagen gegen Entscheidungen der privaten Pflegeversicherung keine aufschiebende Wirkung haben. Stellt die Versicherung ihre Leistungen ein, muss sie bis zu einer Gerichtsentscheidung keine weiteren Leistungen erbringen.

Da die private Pflegeversicherung keine Verwaltungsakte erlässt, können Sie die Versicherung nicht auf Aufhebung der Entscheidung verklagen. Sie müssen vielmehr eine Leistung der Versicherung einklagen, also eine Leistungsklage erheben. Stellt die Pflegeversicherung z. B. die Leistungen ein, müssen Sie Ihren Klageantrag dahin gehend stellen, dass die Versicherung die begehrte Leistung erbringen soll.

Kapitel 5
Kosten der Pflege

Wenn die Leistungen der Pflegeversicherung nicht ausreichen, sind der Ehegatte und die nahen Angehörigen gefordert. Unter Umständen muss auch das Sozialamt helfen. Wer und in welchem Umfang dem Pflegebedürftigen finanziell zur Seite stehen muss, erfahren Sie im folgenden Kapitel.

Decken Leistungen der Pflegeversicherung den gesamten Lebensbedarf?

Die soziale Pflegeversicherung dient der Absicherung des Risikos der Pflegebedürftigkeit. Durch die Leistungen sollen die Pflegebedürftigen in die Lage versetzt werden, die durch Krankheit oder Behinderung bestehenden Beeinträchtigungen auszugleichen und sich die erforderliche Hilfe zur Pflege zu beschaffen. Die Leistungen bezwecken nicht, den Lebensunterhalt des Pflegebedürftigen zu decken.

Lebenshaltungskosten sind nicht abgedeckt

Lebenshaltungskosten fallen bei jedem Menschen unabhängig davon an, ob Pflegebedürftigkeit besteht oder nicht. Hierzu gehören die Kosten für die Unterkunft sowie Kosten für die Ernährung, für Kleidung, für Freizeitaktivitäten und Vieles mehr. Die Leistungen der Pflegeversicherung sind nicht dafür bestimmt, diese Kosten zu decken. Vielmehr sollen die allgemeinen Lebenshaltungskosten auch weiterhin vom Einkommen oder Vermögen des Pflegebedürftigen bestritten werden.

Das Pflegegeld beispielsweise würde bei Einordnung in die Pflegestufe I (vgl. Seite 60) nicht annähernd dazu ausreichen, die Lebenshaltungskosten einer Person zu decken, auch wenn diese noch so sparsam lebt. Bei den finanziellen Leistungen der Pflegeversicherung im Rahmen der vollstationären Pflege (vgl.

Seite 68) erscheinen die Sätze auf den ersten Blick recht hoch, allerdings müssen damit auch die gesamten Pflegekosten in einem Heim bestritten werden. Da die Kosten für Unterkunft und Verpflegung bei den Sätzen nicht berücksichtigt werden, verwundert es eigentlich nicht, dass die tatsächlichen Heimkosten vielfach mehr als das Doppelte der Leistungen der Pflegeversicherung betragen.

Schon die Beitragshöhe in der gesetzlichen Pflegeversicherung von 1,95 Prozent bzw. 2,2 Prozent des Bruttoeinkommens spricht gegen eine Deckung des Lebensbedarfes. Ein solches Ansinnen würde auch dem Wirtschaftlichkeitsgebot widersprechen.

Gegebenenfalls müssen andere Sozialleistungsträger helfen

Für den Fall, dass Pflegebedürftige ihren Lebensunterhalt nicht vollständig decken können, hat der Gesetzgeber andere Sozialleistungsträger mit der Leistungserbringung betraut; in Betracht kommen insbesondere die Sozialämter.

In vielen Fällen werden bei Pflegebedürftigkeit auch eine oder mehrere Behinderungen vorliegen. Sie sollten dann einen Antrag auf Feststellung der Höhe des Grades der Behinderung bei dem zuständigen Versorgungsamt stellen.

Ist die Schwerbehinderteneigenschaft festgestellt, bestehen zusätzliche Leistungsansprüche gegen Sozialleistungsträger. Abhängig vom Grad und der Schwere der Behinderung können Sie zudem Steuervorteile in Anspruch nehmen. Diese zusätzlichen finanziellen Mittel helfen, den Lebensbedarf zu decken.

Wer haftet für den Unterhalt des Pflegebedürftigen?

In erster Linie muss ein Pflegebedürftiger seinen Lebensunterhalt aus dem eigenen Einkommen oder Vermögen bestreiten. Bei einer vollstationären Pflege in einem Heim reichen das Einkommen und Vermögen sowie die Leistungen der Pflegeversicherung aber meist nicht aus, um alle Kosten zu decken. In diesem Fall sind in erster Linie die zum Unterhalt verpflichteten Angehörigen für die Sicherstellung des Lebensunterhaltes verantwortlich.

Zum Unterhalt verpflichtete Personen

Unterhaltspflichtig sind in erster Linie die Ehegatten untereinander. Für Kinder sind die Eltern unterhaltsverpflichtet. Aber auch Kinder sind ihren Eltern gegenüber unterhaltspflichtig.

Wenn eine Unterhaltspflicht besteht, muss der Unterhaltsverpflichtete Unterhaltszahlungen nur dann leisten, wenn er selbst leistungsfähig ist. Seine eigene Leistungsfähigkeit hängt von seinem Einkommen und Vermögen ab. Zu berücksichtigen sind vorrangige Unterhaltsverpflichtungen gegenüber dem eigenen Ehegatten und den eigenen Kindern. Es besteht ein sogenannter Selbstbehalt. Bei Vermögen ist Schonvermögen sowie die eigene Altersvorsorge zu berücksichtigen.

Kosten der Pflege

Elternunterhalt

Die Verpflichtung, den Eltern Unterhalt zu gewähren, trifft die Kinder meist besonders hart. Eine typische Fallgestaltung: En Elternteil benötigt wegen einer schweren Erkrankung vollstationäre Pflegeleistungen. Das eigene Einkommen des Elternteils reicht nicht aus, um die hohen Heimkosten zu tragen und das eventuell vorhandene Vermögen ist schnell verbraucht. Die zum Unterhalt verpflichteten Kinder haben selbst Kinder, die sich noch in der Ausbildung befinden. Auch diese haben Unterhaltsansprüche. Die Betroffenen sind also nach oben und nach unten zum Unterhalt verpflichtet. In solchen Fällen sollten Sie sich unbedingt den Rat eines im Unterhaltsrecht versierten Anwalts einholen.

In Eilfällen, die keinen Aufschub dulden, müssen die Sozialämter in Vorleistung treten, bis eine Regelung mit den Unterhaltsverpflichteten getroffen worden ist. Besteht zwischen mehreren zum Unterhalt verpflichteten Personen Streit über den Umfang der Unterhaltsverpflichtung, muss das Sozialamt gegebenenfalls auch für einen längeren Zeitraum Leistungen erbringen. Der Bedürftige darf nicht darauf verwiesen werden, erst einen längeren Rechtsstreit gegen zum Unterhalt verpflichtete Angehörige oder andere Personen zu führen.

> **! Wenn das Sozialamt nicht zahlen will**
> TIPP Weigert sich das Sozialamt in einem eiligen Fall Leistungen zu erbringen, sollten Sie nach Setzung einer kurzen Frist umgehend ein Eilverfahren bei dem zuständigen Sozialgericht einleiten.

Rückgriff des Sozialamts – was bedeutet das?

Hat das Sozialamt wegen eines eiligen Hilfebedarfes statt der eigentlich zum Unterhalt verpflichteten Personen Leistungen an eine Person erbracht, wird es versuchen, diese Leistungen von den zum Unterhalt Verpflichteten zurückzuholen. Gleiches gilt in den Fällen, in denen die Person, die vom Sozialamt Leistungen bezogen hat oder bezieht, andere Ansprüche gegen Dritte, z. B. wegen einer Schenkung oder einer Erbschaft hat.

Das Sozialamt greift in diesen Fällen auf andere Personen zwecks Geltendmachung von Rechten des Sozialleistungsempfängers zurück. Der Rückgriff ist nicht von einer Pflegebedürftigkeit des Hilfebedürftigen abhängig.

Die Vorgehensweise des Sozialamtes besteht aus einer sozialrechtlichen und einer familienrechtlichen Komponente.

Sozialrechtliche Überleitungsanzeige

In einem ersten Schritt wird das Sozialamt eine sogenannte Überleitungsanzeige an den oder die Verpflichteten übersenden. Damit zeigt das Sozialamt an, dass es Unterhaltsansprüche oder sonstige Ansprüche der Person, an welche Leistungen erbracht worden sind, auf sich übergeleitet hat. Die Überleitungsanzeige bewirkt, dass Ansprüche ab dem Zeitpunkt des Zugangs der Anzeige auf das Sozialamt übergegangen sind.

> **Unterhaltsansprüche für die Vergangenheit**
> Unterhaltsansprüche für die Vergangenheit kann das Sozialamt nur ab dem Zeitpunkt fordern, ab welchem dem Unterhaltspflichtigen die Erbringung der Leistung schriftlich mitgeteilt wurde. Für den Zugang der Mitteilung trägt das Sozialamt die Beweislast.

Bei der Überleitungsanzeige handelt es sich um einen Verwaltungsakt. Gegen diesen kann Widerspruch und danach Klage erhoben werden (vgl. Seite 92 f.).

Die Überleitungsanzeige bewirkt lediglich einen Anspruchsübergang. Ob tatsächlich eine Zahlungspflicht der von der Anzeige betroffenen Person besteht, wird erst in einem zweiten Schritt geklärt.

Zivil- oder familienrechtliche Forderung

Das Sozialamt kann nach erfolgter Überleitungsanzeige zivilrechtliche und familienrechtliche Auskunftsansprüche geltend machen, dies notfalls auch mittels einer Klage. Nach erteilter Auskunft wird das Sozialamt dann etwaige Unterhaltsforderungen berechnen und diese einfordern. Falls Ihnen ein Bescheid des Sozialamtes über die Festsetzung von Unterhalts- oder sonstigen Forderungen zugeht, sollten Sie gegen diesen umgehend Widerspruch erheben. Das Sozialamt ist nicht berechtigt, die Forderungen im Wege eines Hoheitsaktes beizutreiben. Vielmehr muss das Sozialamt die Forderung genau wie der ursprünglich Berechtigte vor einem Zivilgericht oder einem Familiengericht einklagen.

Kapitel 6
Grundsätzliches zur Betreuung

Die rechtliche Betreuung ist an die Stelle der früheren Vormundschaft über Volljährige und der Gebrechlichkeitspflegschaft getreten. Man versteht darunter die rechtliche Vertretung einer Person, nicht also eine soziale oder gesundheitliche Betreuung. Das gesetzgeberische Ziel der Reform war Betreuung statt Entmündigung, um den Betroffenen Hilfe zu einem selbstbestimmten Leben zu leisten.

Geschäftsfähigkeit – was bedeutet das?

Geschäftsfähig zu sein bedeutet, aktiv am rechtlichen Leben teilnehmen und sich durch rechtsgeschäftliche Erklärungen wirksam binden zu können. Willenserklärungen von Geschäftsunfähigen sind dagegen nichtig, § 105 Abs. 1 BGB. Wer im Rechtsverkehr nicht selbst handeln kann, benötigt hierfür einen rechtlichen Vertreter.

Geschäftsunfähigkeit; beschränkte Geschäftsfähigkeit

> **BEISPIEL** Schwer an Demenz oder Alzheimer erkrankte, geistig behinderte oder psychisch kranke Personen sind häufig geschäftsunfähig.

Geschäftsunfähig sind Kinder unter sieben Jahren, außerdem, wer sich dauerhaft »in einem die freie Willensbestimmung ausschließenden Zustand krankhafter Störung der Geistestätigkeit befindet« (§ 104 BGB).

Minderjährige über sieben Jahren sind beschränkt geschäftsfähig. Ihre Willenserklärungen sind schwebend unwirksam, bis sie von ihrem Vertreter genehmigt werden.

Kinder werden durch die Personen vertreten, die die elterliche Sorge innehaben: die Eltern, ein Vormund oder aber eine Pflegefamilie. Geschäftsunfähige Erwachsene werden durch

Betreuer, in Einzelfällen auch durch sogenannte Pfleger (z. B. Verfahrenspfleger) vertreten.

Man muss nicht geschäftsunfähig sein, damit Betreuung angeordnet wird. Es genügt, wenn man – gleich aus welchem Grund – einen Teil seiner Angelegenheiten nicht selbst besorgen kann.

Wer geschäftsunfähig ist, kann ausnahmsweise rechtswirksame Verträge schließen, falls er einen »lichten Moment« hatte. Es kommt in der Tat vor, dass z. B. psychisch Kranke kurze Phasen geistiger Klarheit erleben, in denen sie sich ihrer eigenen Entscheidungen und deren Konsequenzen bewusst sind.

Volljährige Geschäftsunfähige

Volljährige Geschäftsunfähige können Geschäfte des täglichen Lebens tätigen. Diese sind voll wirksam, wenn Leistung und Gegenleistung bewirkt sind. Das Geschäft darf für den Betroffenen selbst und dessen Vermögen keine erhebliche Gefahr darstellen. Dazu ein Beispiel: Der geschäftsunfähige, durchschnittlich vermögende Herr Meier kauft sich einen neuen CD-Player. Er bezahlt sofort. Der Kauf ist wirksam, da Herr Meier den Kaufpreis bezahlt hat. Denn sofern der CD-Player nicht außergewöhnlich teuer war, hält sich der Kauf im Rahmen dessen, was durchschnittlich verdienende Menschen sich ohne allzu großes Nachdenken »leisten«.

Ein Betreuer kann überall dort ohne Zutun des Betreuers handeln, wo kein Einwilligungsvorbehalt angeordnet ist (vgl. dazu Seite 112). Wo ein solcher Vorbehalt vorliegt, gelten die gleichen Grundsätze wie bei beschränkt Geschäftsfähigen: Der Betreuer kann nachträglich ein schwebend unwirksames Geschäft des Betreuten genehmigen.

Welche Aufgaben kann ein Betreuer übernehmen?

Die verschiedenen Aufgaben eines Betreuers lassen sich grob in zwei Aufgabenkreise unterteilen: die Personensorge und die Vermögenssorge.

Personen- und Vermögenssorge

Die Vermögenssorge umfasst u. a.

- die Verwaltung und Einteilung der finanziellen Mittel des Betreuten, insbesondere die Verwaltung und Verwertung von Immobilien und beweglichem Vermögen,
- die Vertretung des Betreuten gegenüber Gläubigern inklusive der Schuldentilgung,
- die Durchsetzung von Forderungen des Betreuten.

Die Personensorge umfasst u.a. …

> **BEISPIEL** Herr Meier hat erhebliche Zahnschmerzen. Sein Betreuer vereinbart für ihn einen Zahnarzttermin. Der Zahnarzt empfiehlt, den stark eiternden Zahn zu ziehen.

… die *Gesundheitsfürsorge*, insbesondere ärztliche Heileingriffe.

… die *Aufenthaltsbestimmung* (»Wohnungsangelegenheiten«). Dazu das folgende Beispiel: Die 85jährige Frau Schulz kann in ihrer kleinen Dachgeschosswohnung nicht mehr effektiv gepflegt werden, hat aber immer wieder betont, auf keinen Fall in ein Heim zu wollen. Ihr Betreuer versucht, sie in einer betreuten Wohngruppe unterzubringen und überlegt, was aus ihrer Wohnung werden soll.

... *Familienangelegenheiten*. Auch dazu ein Beispiel: Der 32-jährige Herr Schmidt liegt seit fünf Jahren im Wachkoma. Eine Besserung seines Zustandes ist nicht zu erwarten. Seine Ehefrau hat sich neu verliebt und beantragt die Scheidung der Ehe. Das Gericht bestellt einen Verfahrenspfleger und erweitert den Aufgabenkreis des Betreuers auf die Wahrung der persönlichen und Vermögensinteressen von Herrn Schmidt im Scheidungsverfahren.

... die *Unterbringung*. Ein Beispiel: Der manisch-depressive Herr Pauly hat schon zweimal versucht, sich selbst zu töten. Der Betreuer beschließt, Herrn Pauly in eine geschlossene Einrichtung verbringen zu lassen und stimmt auf Anraten der Ärzte einer zeitlich beschränkten Fixierung seines Betreuten zu.

... *die Freizeitgestaltung sowie den Umgang*.

> **BEISPIEL** Frau Marx ist sehr gläubig. Früher war sie in ihrer Kirchengemeinde sehr aktiv. Ihr Betreuer meldet sie für eine Pilgerfahrt ihrer Kirchengemeinde an.

Ganz eindeutig voneinander zu trennen sind diese Aufgabenkreise freilich nicht immer. Ärztliche Heileingriffe kosten Geld, Aufenthaltswechsel ebenso. Durch das mündelsichere Anlegen von Kapital steht weniger Geld für die Freizeit- und Urlaubsgestaltung zur Verfügung. Familien- und erbrechtliche Streitigkeiten berühren Persönliches und Finanzen gleichermaßen.

Kann der Betreute noch selbst Entscheidungen treffen?

Wer unter Betreuung steht, ist damit nicht automatisch »entmündigt«. Betreute können auch nach der Anordnung der Betreuung heiraten, Testamente errichten, wählen gehen, ihre Post selbst öffnen und finanziell selbstständig tätig werden. Das gilt auch in Bereichen, für die auch der Betreuer zuständig ist.

Dazu ein Beispiel: Dem wohlhabenden, manisch-depressiven Herrn Pauly wird für einige persönliche Angelegenheiten und seine Vermögensinteressen ein Betreuer bestellt. Kurz nach Anordnung der Betreuung kauft er spontan einen teuren Ferrari. Er fährt zu einem nahegelegenen Baggersee, kuppelt aus und schiebt den Wagen ins Wasser. Der Betreuer meint, der Kaufvertrag sei unwirksam. Dem Verkäufer ist Herr Pauly als gut gekleideter, freundlicher und wortgewandter Kunde in guter Erinnerung.

Wenn der Verkäufer keinen Grund hatte, an der Geschäftsfähigkeit des Kunden zu zweifeln, ist der Kaufvertrag wirksam. Anders wäre es dann, wenn ein Sachverständiger feststellt, dass Pauly in diesem Moment geschäftsunfähig war. Das ist allerdings kaum nachzuweisen, da auch psychisch Kranke sogenannte »lichte Momente« haben können, Perioden, in denen sie völlig geschäftsfähig sind.

Einwilligungsvorbehalt

Wäre dem Gericht zuvor bekannt geworden, dass Herr Pauly aufgrund seiner Krankheit akut gefährdet war, sein Vermögen derart zu verschwenden, hätte es sicherlich einen sogenannten Einwilligungsvorbehalt angeordnet. Im Rahmen des Vorbehalts sind sämtliche Geschäfte des Betreuten schwebend unwirksam. Herr Pauly hätte den Ferrari nicht wirksam kaufen können, der Verkäufer hätte ihm den Kaufpreis für den Ferrari erstatten müssen. Mehr zum Einwilligungsvorbehalt erfahren Sie auf Seite 112 f.

Der Wille des Betreuten, auch eines geschäftsunfähigen, hat grundsätzlich Vorrang vor den Vorstellungen seiner Angehörigen, denen des Betreuers und auch denen des Gerichts. Das hat für die Tätigkeit des Betreuers ganz erhebliche Konsequenzen: Er muss bei jeder Entscheidung prüfen, ob der Betreute im konkreten Fall in der Lage ist, die anstehende Entscheidung zu überblicken und sich eine eigene Meinung dazu zu bilden.

> **! Bei Gericht rückversichern**
> TIPP Wenn Sie sich Ihrer Sache nicht völlig sicher sind und keine unmittelbare Eile geboten ist, sollten Sie sich als Betreuer immer beim Gericht rückversichern, ob Bedenken gegen eine geplante Maßnahme bestehen. Einerseits mindern Sie Ihre Haftungsrisiken, andererseits wird Ihnen, wenn das Gericht »grünes Licht« gibt, der Rücken für wirtschaftlich oder menschlich schwierige Entscheidungen gestärkt.

Der Betreute kann seinen Willen auch vor dem Eintritt der Betreuungsbedürftigkeit äußern oder gar schriftlich niederlegen, etwa in einer Vorsorgeverfügung (vgl. dazu Seite 169 ff.).

Einwilligungsvorbehalt – was ist das?

Ein Einwilligungsvorbehalt kann auf Antrag des Betreuers oder von Amts wegen angeordnet werden. Zum Schutz Dritter allein ist er nicht zulässig. Die Anordnung ist nur statthaft, soweit sie zur Abwendung einer erheblichen, mit hinreichender Sicherheit zu erwartenden Gefahr für die Person oder das Vermögen des Betreuten erforderlich ist. Ein Vorbehalt kann also durchaus auf bestimmte Geschäfte oder solche von bestimmtem finanziellen Umfang beschränkt werden.

Antrag des Betreuers

Der Betreuer kann den Antrag nur im Rahmen seines Aufgabenkreises stellen. Soll dieser erweitert werden, kann der Betreuer den Vorbehalt lediglich anregen:

So könnte der Antrag des Betreuers auf Anordnung eines Einwilligungsvorbehalts (auf der Grundlage des Beispiels auf Seite 110) aussehen:

Sehr geehrte Damen und Herren,

[**Antragsformel**] *in dem oben genannten Verfahren beantrage ich im Rahmen meines Aufgabenkreises Vermögenssorge die Anordnung eines Einwilligungsvorbehalts:*

[**Gründe für den Antrag**] *Herr ... Pauly ist in seiner rechtlichen Handlungsfähigkeit erheblich eingeschränkt. Die An-*

Grundsätzliches zur Betreuung

ordnung des Einwilligungsvorbehalts ist erforderlich, weil die Gefahr besteht, dass er aufgrund seiner mangelnden Eigenverantwortlichkeit hinsichtlich seines Vermögens Geschäfte von großem finanziellen Volumen tätigt und so sein Vermögen aus einem kurzfristigen Impuls heraus erheblich gefährdet.

[Umfang des Einwilligungsvorbehalts] *Ich rege an, die Wirksamkeit von Verpflichtungsgeschäften ab einem Betrag von 150 Euro von der Einwilligung des Betreuers abhängig zu machen.*

Ein ärztliches Attest [liegt vor/wird nachgereicht].

Der Betreute ist mit der Maßnahme [einverstanden/nicht einverstanden].

Die Anordnung eines Einwilligungsvorbehalts wirkt nur für die Zukunft, nicht bereits für abgeschlossene Geschäfte des Betreuten.

Ab der Anordnung des Einwilligungsvorbehalts ist der Betreute nur noch beschränkt geschäftsfähig. So weit der Vorbehalt reicht, kann er im Rechtsverkehr zwar nach wie vor Willenserklärungen abgeben, diese sind aber ohne Zustimmung des Betreuers »schwebend unwirksam«. Das heißt, dass sie so lange unwirksam sind, bis der Betreuer sie durch eine Genehmigungserklärung »heilt«.

Dazu ein Beispiel: Angenommen, der Einwilligungsvorbehalt wäre wie beantragt erlassen worden und Herr Pauly hätte sich einige Zeit danach einen teuren Flachbildfernseher gekauft. Da der Betreuer von dem Kauf nichts wusste, wäre der Kaufvertrag nichtig. Der Betreuer kann aber das Geschäft nachträglich genehmigen. Der Vertrag würde damit wirksam. Geschäfte unter 150 Euro könnte Herr Pauly ohnehin ohne Einwilligung tätigen.

Wann endet die Betreuung?

Die Betreuung endet, wenn das Betreuungsbedürfnis wegfällt. Das ist z. B. der Fall, wenn in unserem Beispiel auf Seite 109 der manisch-depressive Herr Pauly geheilt wird oder Herr Schmidt aus dem Koma erwacht und sich erholt. Die Betreuung ist dann auf Antrag oder von Amts wegen aufzuheben. Die Betreuung endet auch, wenn die betreute Person stirbt.

Der Tod des Betreuers hingegen lässt die Betreuung nicht entfallen. An die Stelle des bisherigen Betreuers tritt ein neuer, der vom Gericht unverzüglich bestellt werden muss.

Pflichten des Betreuers

Der Betreuer hat die Angehörigen und das Betreuungsgericht vom Tod des Betreuten unverzüglich in Kenntnis zu setzen. Sodann übergibt der Betreuer dem Gericht seine Schlussabrechnung sowie den Schlussbericht und reicht seine Bestallungsurkunde zurück. Den vorhandenen Nachlass hat er an die Erben oder einen zur Nachlasssicherung bestellten Nachlasspfleger herauszugeben.

Bestattung

Die Bestattung ist Sache der Angehörigen. Kümmert sich der Betreuer dennoch darum, kann er daraus keinen Vergütungsanspruch ableiten; allenfalls hat er einen Anspruch auf Aufwandsentschädigung. Er kann sich sogar schadenersatzpflichtig machen, wenn er Vorstellungen der Angehörigen wissentlich oder unwissentlich zuwiderhandelt.

Nach herrschender Rechtsprechung darf der Betreuer die Beerdigung hingegen ohne Haftungsrisiken in die Hand nehmen, wenn die Erben nicht zu ermitteln waren.

Bezahlung kann er für seine Dienste aber auch dann nicht verlangen, lediglich die Erstattung seiner Auslagen. Finden sich keine Erben oder war kein Nachlass vorhanden, geht der Betreuer leer aus.

Geschäfte aus seinem ehemaligen Aufgabenkreis, die nicht ohne Gefahr später erledigt werden können, hat der Betreuer zu besorgen, bis der Erbe anderweitig Fürsorge treffen kann.

> **BEISPIEL** Abstellen des Stroms in der Wohnung des Betreuten; Verhindern von Frostschäden im Winter; Versorgung der Hauskatze des Verstorbenen; Fristwahrendes Einlegen eines Widerspruchs gegen einen Bescheid.

Sicherung des Nachlasses des Betreuten

Die eigentliche Nachlasssicherung ist Aufgabe der Erben. Diese können den Betreuer natürlich bevollmächtigen, sich um den Nachlass zu kümmern.

Falls die Erben nicht zu ermitteln sind, sollte der Betreuer beim Nachlassgericht die Bestellung eines Nachlasspflegers anregen. Denkbar ist dann, dass das Gericht den Betreuer zum Pfleger macht. Er wäre dann als Nachlasspfleger bzw. Bevollmächtigter der Erben zu Sicherungsmaßnahmen befugt und verpflichtet, aber nicht mehr als Betreuer.

Kann man auch mehrere Betreuer haben?

Das Gesetz sieht grundsätzlich nur die Bestellung eines Einzelbetreuers vor, der für sämtliche angeordneten Aufgabenkreise zuständig ist. Ausnahme ist der in der Praxis seltene Fall der Sterilisation. Hier ist für den Betreuten in jedem Fall ein gesonderter Betreuer zu bestellen, selbst wenn er bereits einen Betreuer hat.

Das Gesetz sieht aber in bestimmten Fällen Mehrfachbetreuungen vor.

Kontrollbetreuer

> **BEISPIEL** Konkreter Überwachungsbedarf liegt z. B. vor, wenn der Bevollmächtigte Geschäfte größeren Umfangs und/oder solche von erheblicher Schwierigkeit vornehmen will.

Hat der Betroffene eine Vorsorgevollmacht errichtet, wollte er damit zumeist erreichen, dass die Anordnung einer Betreuung unterbleibt. In der Tat sieht das Betreuungsrecht vor, dass Vollmachten Vorrang vor der Anordnung einer Betreuung haben, solange hierdurch den Interessen des Betroffenen ebenso gut gedient werden kann. Wenn der Betroffene aber nicht mehr in der Lage ist, seinen Bevollmächtigten zu überwachen und ein konkreter Bedarf für die Überwachung besteht, kann das Gericht einen Kontrollbetreuer bestellen.

Der Kontrollbetreuer kann vom Bevollmächtigten Auskunft und Belegvorlage über seine Vermögensverfügungen verlangen. Liegen konkrete Anhaltspunkte für einen Missbrauch der Vertretungsmacht vor, kann der Kontrollbetreuer die Vollmacht sogar widerrufen. Eine Kontrollbetreuung führt also dazu, dass einerseits der Wille des Vollmachtgebers respektiert wird, die Betreuung weitgehend auszuschließen, andererseits aber sein Schutz gewährleistet wird.

Gegenbetreuer und Ergänzungsbetreuer

Dem Kontrollbetreuer vergleichbar ist der Gegenbetreuer. Er wird zur Kontrolle des eigentlichen Betreuers bestellt, wenn die betreute Person besonders vermögend ist. Genauso wie der Kontrollbetreuer kann der Gegenbetreuer die Tätigkeit des Hauptbetreuers überwachen, hat aber selbst keine Verfügungsbefugnis.

Kann der Betreuer aus tatsächlichen oder rechtlichen Gründen sein Amt nicht vollumfänglich ausüben, kann das Gericht einen Ergänzungsbetreuer bestellen. Auch drohende Interessenkollisionen können zur Einrichtung einer Ergänzungsbetreuung führen.

Dazu ein Beispiel: Herr Wild stirbt. Er hat seine Frau zur Alleinerbin bestimmt. Frau Wild, dement, wird nach seinem Tod unter Betreuung gestellt. Betreuerin wird eines der Kinder. Die Kinder sind nach ihrem Vater enterbt und können nun Pflichtteilsansprüche geltend machen. Diese müssten sie gegenüber ihrer Mutter durchsetzen. Hieraus kann sich für das betreuende Kind eine Interessenkollision ergeben, da es Betreuerin ist, aber auch zum Kreis der Pflichtteilsberechtigten gehört. Für den Bereich der erbrechtlichen Ansprüche nach dem verstorbenen Vater wird das Gericht daher einen Ergänzungsbetreuer bestellen.

Kapitel 7
Einrichtung der Betreuung

»Kann ein Volljähriger auf Grund einer psychischen Krankheit oder einer körperlichen, geistigen oder seelischen Behinderung seine Angelegenheiten ganz oder teilweise nicht besorgen, so bestellt das Betreuungsgericht auf seinen Antrag oder von Amts wegen für ihn einen Betreuer« (§ 1896 Abs. 1 Satz 1 BGB).

Welches Gericht ist zuständig?

Zuständig für die Durchführung von Betreuungsverfahren ist eine spezielle Abteilung der Amtsgerichte: das Betreuungsgericht. Wenn Sie im Internet oder in Abhandlungen über das Betreuungsrecht aus den Jahren 2009 oder davor den Begriff des Vormundschaftsgerichts lesen, müssen Sie Folgendes beachten: Diese Gerichtsbarkeit gibt es zwar noch, sie ist aber seit dem 1. 9. 2009 nicht mehr für Betreuungsangelegenheiten zuständig.

Örtliche Zuständigkeit

Örtlich zuständig ist das Gericht, in dessen Bezirk der Betroffene seinen »gewöhnlichen Aufenthalt« hat.

> **! Gewöhnlicher Aufenthalt**
> TIPP Seinen gewöhnlichen Aufenthalt hat man an seinem Lebensmittelpunkt. Es kommt nicht entscheidend darauf an, wo man polizeilich gemeldet ist, sondern darauf, ob man sich freiwillig entschlossen hat, an einem bestimmten Ort dauerhaft zu leben. Ist ein Betroffener etwa kürzlich in ein Pflegeheim umgezogen, hat er seinen gewöhnlichen Aufenthalt dort und nicht mehr im Bezirk seiner lange Zeit von ihm bewohnten Wohnung.

Wechselt man seinen gewöhnlichen Aufenthalt, wechselt auch die örtliche Zuständigkeit zum Betreuungsgericht an seinem neuen Wohnort. Sollte der Betroffene ohne sein Wissen oder gar gegen seinen Willen an seinen neuen Aufenthaltsort verbracht worden sein, wird das dortige Gericht nach einem Jahr zuständig.

Kein gewöhnlicher Wohnsitz

Sollte der Betroffene ausnahmsweise keinen gewöhnlichen Aufenthalt haben, ist das Gericht zuständig, in dessen Bezirk »das Bedürfnis der Fürsorge« hervortritt. Beispiel: Der 27-jährige Herr Schmidt ist bei seinem Umzug zu seinem neuen Wohnort verunglückt. Er liegt seitdem im Koma. Ein Betreuer wurde ihm noch nicht bestellt. Da Herr Schmidt seinen bisherigen gewöhnlichen Aufenthalt aufgegeben und an seinem neuen Wohnort noch keinen neuen begründet hatte, ist für das Betreuungsverfahren das Gericht zuständig, in dessen Bezirk er sich aktuell befindet. Denn dort hätte ein Betreuer die erforderlichen Maßnahmen der Gesundheitsfürsorge zu besorgen.

Eilfälle

Auch in Eilfällen kann man das Gericht anrufen, in dessen Bezirk der Betroffene sich aktuell befindet. Denn im Notfall ist es naturgemäß nicht zumutbar, mit einem weit entfernt ansässigen Richter zu korrespondieren.

Zuständigkeit des Ausgangsgerichts

Wurde um den Betroffenen schon einmal ein Betreuungsverfahren geführt, bleibt – von Eilfällen abgesehen – immer das Gericht zuständig, das den aktuellen Betreuer bestellt hatte. Soll etwa ein neuer oder ein weitere Betreuer eingesetzt werden oder geht es um die Beendigung der Betreuung, müssen sich die betroffenen Personen wieder an das ursprüngliche Gericht wenden.

Betreuungsantrag – wer kann ihn stellen?

Einen Betreuungsantrag kann nur der zu Betreuende selbst stellen. Das Gericht muss den Antrag prüfen und über ihn entscheiden. Das Gericht kann ein Betreuungsverfahren auch von Amts wegen einleiten.

> **BEISPIEL** Frau Reiter und ihre Schwester sehen, dass ihr Vater zusehends »abbaut«, seine Körperpflege und Gesundheitsvorsorge vernachlässigt und Schulden macht, obwohl er in Gelddingen immer sehr korrekt war. Sie möchten jetzt beim Betreuungsgericht »eine Betreuung beantragen«.

Andere Personen, etwa Angehörige, Ärzte, Nachbarn, Pflegekräfte, aber auch völlig Fremde können lediglich das Gericht informieren, dass ihrer Auffassung nach eine Betreuungssituation gegeben ist. Diese Anregung einer Betreuung gibt den Dritten keinen Anspruch auf eine Entscheidung. Das Gericht kann also solche Anregungen durchaus auch ignorieren, falls es die Anfrage für unbeachtlich hält. In aller Regel werden die Gerichte dies tun und auch die Angehörigen mit einbeziehen. Das Gericht muss dies sogar, wenn der Betroffene dies ausdrücklich fordert.

> **! Betreuungsanregung**
> **TIPP** Die Problematik sollte im Anschreiben präzise umschrieben werden. Belege für die aufgestellten Behaup-

turgen können beigefügt, sollten aber jedenfalls angeboten werden. Wer eine Betreuung anregt, sollte die Lage nicht dramatischer darstellen als nötig. Denn wenn das Gericht derzeit noch keine Notwendigkeit für ein Betreuungsverfahren sieht, gilt man schnell als »Querulant«, was die Erfolgsaussichten einer erneuten Betreuungsanregung erheblich mindern kann.

Sinnvoll ist es, sich bei der Betreuungsanregung mit folgenden Fragen zu befassen und diese im Antrag darzulegen:

Betreuungsanregung

»Ich rege an, für den/die ... eine rechtliche Betreuung mit den folgenden Aufgabenbereichen einzurichten: ...«

- Wie ist Ihre persönliche Beziehung zum Betroffenen? Bestehen evtl. Vollmachten? Wenn bekannt, bitte die Daten des Bevollmächtigten angeben sowie gegebenenfalls das Datum und den wesentlichen Inhalt der Vollmacht.
- Aus welchen Gründen hat der zu Betreuende die Fähigkeit verloren, seine Angelegenheiten eigenverantwortlich, vollständig und fristgemäß zu erledigen?
- Wie sind die Einkommens- und Vermögensverhältnisse des Betroffenen?
- Wie gestaltet sich die derzeitige medizinische Versorgung? Wer ist behandelnder Arzt? Ist die Behandlung und Medikation bekannt?
- Sieht der zu Betreuende die Notwendigkeit einer Betreuerbestellung ein? Weiß er um seine eine persönliche Situation bzw. die Notwendigkeit einer medizinischen Behandlung? Kennt er seine Einkommens- und Vermögensverhältnisse?
- Ist besondere Eile geboten? Warum?

Wie läuft das Betreuungsverfahren ab?

Im Betreuungsverfahren hat das Gericht festzustellen, inwieweit bei dem Betroffenen infolge einer psychischen Krankheit oder einer geistigen oder seelischen Behinderung die Voraussetzungen für die Bestellung eines Betreuers vorliegen.

Anhörung des Betroffenen

Der Betroffene ist anzuhören. Das heißt, dass das Gericht ihm Gelegenheit geben muss, sich zu äußern, ob und für welchen Aufgabenkreis er eine Betreuung für angezeigt hält. Außerdem soll der Betroffene sich zur Person des Betreuers äußern können, insbesondere dazu, wen er sich als Betreuer wünscht oder gerade nicht wünscht. Die Anhörung kann soweit möglich auch schriftlich erfolgen. Von ihr kann abgesehen werden, wenn dies für den Betreuten nach Auffassung eines ärztlichen Gutachters erhebliche gesundheitliche Nachteile hätte. Auch Ehegatten, Abkömmlinge und Eltern sollen angehört werden.

Beteiligung anderer Personen

Dem Betroffenen kann ein *Verfahrenspfleger* beigeordnet werden, der ihn bei der Wahrung seiner Verfahrensrechte unterstützen soll. Eine Verfahrenspflegschaft ist insbesondere erforderlich, wenn die Anhörung des Betroffenen unterbleibt. Sie ist auch erforderlich, wenn das Gericht ihn zwar anhören möchte, er sich aber zu den gestellten Anträgen nicht äußern kann oder deren Tragweite nicht erkennt. Auch für den Fall, dass eine Betreuung, die sämtliche Angelegenheiten des Betreuten umfasst, angeordnet werden soll, ist ein Verfahrenspfleger erforderlich.

Pfleger werden bestellt, wenn der Betroffene nicht generell rechtlicher Fürsorge bedarf, sondern nur in ganz konkreten Angelegenheiten. Ein Verfahrenspfleger beispielsweise soll dem Betroffenen nur zur Seite stehen, bis das Betreuungsverfahren ordnungsgemäß abgeschlossen ist.

Das Gericht soll vor jeder Betreuerbestellung ein *Sachverständigengutachten* durch einen Arzt einholen, der Erfahrung auf dem Gebiet der Psychiatrie hat. Der Sachverständige muss vor der Gutachtenerstattung den Betroffenen untersuchen oder befragen. Der Betroffene muss bei der Begutachtung mitwirken. Notfalls kann seine Mitwirkung erzwungen werden, wenn andernfalls eine Begutachtung nicht möglich wäre.

Falls zu psychischen Erkrankungen bzw. der Frage geistiger oder seelischer Behinderung bereits ein Gutachten des Medizinischen Dienstes der Krankenversicherung vorliegt, kann das Gericht auch dieses beiziehen. Aus Gründen des Sozialdatenschutzes muss der Betroffene der Verwertung aber zustimmen. Hat der Betroffene selbst die Betreuung beantragt und hat er ausdrücklich auf die Begutachtung verzichtet, genügt ein ärztliches Zeugnis. Allerdings darf der Aufgabenkreis, für den der Betreuer bestellt werden soll, nicht dennoch ein Sachverständigengutachten erforderlich machen.

Beschluss des Betreuungsgerichts

Das Betreuungsgericht entscheidet durch Beschluss, wer für welchen Aufgabenkreis zum Betreuer bestellt wird. Der Beschluss wird mit Bekanntgabe an den Betreuer wirksam.

Wer kommt als Betreuer in Betracht?

Als rechtliche Betreuer kommen sowohl natürliche als auch juristische Personen infrage. Die Betreuung durch natürliche Personen ist der Regelfall. Die Betreuung übernehmen zumeist Ehrenamtliche (z. B. Verwandte oder sonstige Angehörige des Betreuten), die für ihre Tätigkeit lediglich einen Aufwendungsersatz erhalten. Übt ein Betreuer seine Tätigkeit dagegen im Rahmen seines Berufes aus – etwa als Rechtsanwalt, Steuerberater, Sozialpädagoge oder Kaufmann – kann er eine Vergütung, also ein Entgelt für seine Tätigkeit verlangen. Vgl. dazu Seite 151.

Betreuungsvereine

Kann der Betroffene durch eine oder mehrere natürliche Personen nicht hinreichend betreut werden, so kann das Betreuungsgericht auch hauptamtliche Mitarbeiter eines anerkannten Betreuungsvereins zum Betreuer bestellen. Rechtlich gesehen handelt es sich bei diesen um Einzelbetreuer. Sie sind aber ihrem Verein gegenüber weisungsbefugt.

In der Praxis nehmen die Vereine auf die Führung der Betreuung aber weitgehend keinen Einfluss. Die Vereine können allerdings jederzeit beim Betreuungsgericht die Entlassung des Mitarbeiters als Betreuer beantragen.

Betreuungsvereine müssen von der zuständigen Betreuungsbehörde anerkannt worden sein. Sie haben neben den eigentlichen Betreuungsaufgaben auch Angebote zur Beratung und Fortbildung ehrenamtlicher Betreuer anzubieten. Seit 2005 kann man sich bei Betreuungsvereinen auch über die Errichtung von Vorsorgeverfügungen (Patientenverfügungen, Vorsorgevollmachten, Betreuungsverfügungen) informieren.

Betreuungsbehörden

Betreuungsbehörden haben in erster Linie die Aufgabe, Betreuer vor Aufnahme und während ihrer Tätigkeit zu beraten und zu unterstützen. Sie wirken an der Aus- und Fortbildung von Betreuern mit. Als Betreuungsgerichtshilfen wirken Behördenmitarbeiter bei der Sachverhaltsermittlung für das Gericht und bei Vorführungen mit. Sie schlagen Betreuer vor und nehmen Verfahrensrechte wahr (z. B. Einlegen von Rechtsbehelfen).

Als Betreuer sind die Behörden allerdings in der Regel selbst nicht tätig. Anders verhält es sich, wenn sich weder eine natürliche Person oder ein Verein findet, der zur Betreuung bereit oder geeignet ist. Dann muss die Behörde eintreten.

Die Zuständigkeit auf kommunaler Ebene regelt das Landesrecht. In den Flächenländern sind die Betreuungsbehörden – in Bayern, Hessen, Nordrhein-Westfalen und Niedersachsen »Betreuungsstellen« – bei den Landkreisen und kreisfreien Städten angesiedelt. In Berlin sind die Bezirksämter, in Bremen das Amt für Soziale Dienste, in Bremerhaven der Magistrat und in Hamburg die Behörde für Arbeit, Gesundheit und Soziales zuständig. In den meisten Fällen sind die Betreuungsämter nicht selbstständig, sondern Teil anderer Organisationseinheiten wie den Jugend-, Sozial- oder Gesundheitsämtern.

Nach welchen Gesichtspunkten wird der Betreuer ausgewählt?

Das Gesetz gibt für die Betreuerauswahl eine Rangfolge vor: Natürliche Personen, insbesondere Verwandte oder sonstige Angehörige und nahestehende Personen haben den Vorrang vor Betreuungsvereinen oder -behörden (§ 1900 Abs. 1 BGB). Ehrenamtliche Betreuer haben wiederum Vorrang vor Berufsbetreuern (§ 1897 Abs. 6 BGB).

Betreuer muss geeignet sein

Wer als Betreuer in Betracht kommt, muss zur Betreuung auch geeignet sein. Wer für die Personensorge zuständig sein soll, muss in der Regel zum Betreuten einen engen persönlichen Kontakt halten und sollte daher möglichst nicht Hunderte von Kilometern von ihm entfernt wohnen. Er muss für den gewählten Aufgabenkreis hinreichend qualifiziert sein. Je komplexer der Aufgabenkreis, den der Betreuer zu übernehmen hat, desto eher wird eine Fachqualifikation vorausgesetzt. Diese soll allerdings die Ausnahme bleiben. In den meisten Fällen genügt es, wenn der Betreuer sich auf dem Gebiet grundsätzlich auskennt und sich in zumutbarem Umfang weiterbildet.

Verwandtschaftliche und persönliche Beziehungen

Das Gericht muss in jedem Fall auf verwandtschaftliche und persönliche Beziehungen des Betreuten Rücksicht nehmen. Der Betroffene selbst kann ebenfalls beeinflussen, wer sein Betreuer wird. Er kann etwa rechtzeitig vor Eintritt der Betreuungsbedürftigkeit in einer Betreuungsverfügung Personen benennen, die er sich als Betreuer vorstellen könnte. Er kann umgekehrt auch Personen als Betreuer ausschließen. Auch im Rahmen des Betreuungsverfahrens wird ihm Gelegenheit gegeben, sich dazu zu äußern, wen er sich als Betreuer wünscht. Bestimmt er einen seiner Verwandten zum Betreuer, muss das Gericht dem grundsätzlich Folge leisten.

Wohl des Betreuten ist zu beachten

Den naheliegenden oder vom Betreuten selbst vorgeschlagenen Betreuer darf das Gericht dann nicht bestellen, wenn anzunehmen ist, dass dieser dem Wohl des Betreuten zuwiderhandeln wird. Wer etwa in der Vergangenheit schon Gelder der betreuungsbedürftigen Person veruntreut hat, sollte natürlich nicht zum Betreuer bestellt werden, jedenfalls nicht in Angelegenheiten, die die Vermögenssorge betreffen. Wer geschäftsfähig oder in derselben Anstalt wie der Betreute untergebracht oder von diesem abhängig ist, soll ebenfalls nicht zum Betreuer bestellt werden.

Betreuung muss angenommen werden

Wenn der designierte Betreuer die deutsche Staatsangehörigkeit hat, muss er die Betreuung annehmen. Er kann sich von ihr lediglich beim Vorliegen wichtiger Gründe befreien lassen. Diese Gründe hier darzustellen, ist aber müßig: Kein Gericht wird jemanden, der offenkundig keine Lust hat oder der sich nicht zutraut, die Aufgabe zu übernehmen, zum Betreuer bestimmen.

Wie kann der Betreute die gerichtliche Entscheidung anfechten?

Der Betroffene kann gegen die gerichtliche Entscheidung Beschwerde einlegen. Dieser Rechtsbehelf steht auch dem Verfahrenspfleger und dem Betreuer im Rahmen ihrer Aufgabenkreise zu. Zum Beschwerderecht der Angehörigen vgl. Seite 133.

Ob der Betroffene geschäftsfähig ist, spielt für sein Beschwerderecht keine Rolle. Der Betroffene ist in Betreuungssachen ohne Rücksicht auf seine Geschäftsfähigkeit verfahrensfähig. Er kann also eigene Anträge stellen, angehört werden oder gegen Entscheidungen des Gerichts Rechtsbehelfe einlegen.

Ist auch die Betreuung durch einen Verein nicht hinreichend möglich, so bestellt das Gericht die zuständige Betreuungsbehörde zum Betreuer.

Form und Frist der Beschwerde

Die Beschwerde ist vom Betreuten innerhalb einer Frist von einem Monat einzulegen, nachdem ihm der Beschluss schriftlich bekannt gegeben wurde. Hat das Gericht auf Anraten eines Arztes von der Bekanntgabe abgesehen oder konnte die schriftliche Bekanntgabe nicht bewirkt werden, beginnt die Frist spätestens mit Ablauf von fünf Monaten nach Erlass des Beschlusses. Gegen einstweilige Anordnungen beträgt die Frist zwei Wochen.

Die Beschwerde ist beim Betreuungsgericht einzulegen und zwar schriftlich (mit Unterschrift) oder zur Niederschrift der Geschäftsstelle. Die Beschwerde muss die Bezeichnung des angefochtenen Beschlusses enthalten. Es ist mitzuteilen, dass Beschwerde gegen diesen Beschluss eingelegt wird und was man begehrt: Will man überhaupt keine Betreuung? Will man einen anderen Betreuer? Ist man mit bestimmten Aufgabenkreisen nicht einverstanden? Die Gründe hierfür sollten dem Gericht mitgeteilt werden.

> **BEISPIEL** Herr Pauly aus unserem Beispiel auf Seite 112 f. könnte sich etwa gegen den Beschluss wenden, mit dem der Einwilligungsvorbehalt angeordnet wurde. Er müsste vortragen, dass er sein Vermögen keineswegs erheblich gefährde und die Rücknahme des Vorbehalts fordern bzw. die Heraufsetzung des einwilligungsfreien Betrags.

Wenn die Frist versäumt wurde

Der Betroffene, dem ein Vereins- oder Behördenbetreuer bestellt wurde, kann jederzeit verlangen, dass die Auswahl des Betreuers durch gerichtliche Entscheidung überprüft wird. Das Gericht kann dem Verein oder der Behörde sodann aufgeben, eine andere Person auszuwählen, wenn ohne wichtigen Grund einem Vorschlag des Betroffenen nicht entsprochen wurde oder die bisherige Auswahl dem Wohl des Betroffenen zuwiderläuft.

> **TIPP** **Neuer Betreuungsantrag**
> Der Betreute kann jederzeit einen neuen Betreuungsantrag stellen. Das Gericht wird dann überprüfen, ob sich seit seiner Entscheidung Tatsachen verändert haben und dann gegebenenfalls ein neues Verfahren einleiten.

Welche Rechte haben Angehörige im Betreuungsverfahren?

Angehörige des Betreuten (Ehegatte, Abkömmlinge und Eltern oder sonstige Vertrauenspersonen) können selbst keinen Betreuungsantrag stellen. Sie können aber jederzeit Maßnahmen des Gerichts anregen: die Einrichtung einer Betreuung, die Wahl eines bestimmten Betreuers, die Anordnung eines Einwilligungsvorbehalts, einen Betreuerwechsel, die Ausweitung bzw. Beschränkung der Aufgabenkreise usw. Sie können insbesondere auch sich selbst als Betreuer vorschlagen. Einen Anspruch, zum Betreuer ernannt zu werden, haben sie aber nicht. Denn einerseits sind Wünsche des Betroffenen selbst vorrangig zu berücksichtigen, und andererseits kann es sein, dass der Angehörige als Betreuer schlicht weg nicht geeignet ist, etwa weil es zwischen seinen eigenen Interessen und denen des Betreuten zu Kollisionen kommen kann.

Dazu ein Beispiel: Herr Müller ist im Pflegeheim. Seine Tochter kümmert sich um ihn. Das Geld von Herrn Müller geht langsam zur Neige. Bei einem Termin im Sozialamt hat der Sachbearbeiter die Tochter darauf aufmerksam gemacht, dass der Vater eine Schenkung an sie widerrufen könnte, um seine Heimkosten zu decken. Als Betreuerin ist die Tochter von Herrn Müller daher nicht geeignet: Denn sie wäre dann auch dafür verantwortlich, bei sich selbst den Unterhalt einzutreiben. Daran dürfte sie aber kaum ein Interesse haben.

Anhörung im Betreuungsverfahren

Angehörige können im Rahmen des Betreuungsverfahrens angehört werden. Die Anhörung erfolgt in der Regel schriftlich. Das Gericht kann von der Anhörung im Einzelfall absehen.

Die Anhörung muss aber erfolgen, wenn der zu Betreuende dies verlangt, es sei denn, dies würde das Verfahren erheblich verzögern. Die Anhörung kann umgekehrt auch unterbleiben, z. B. dann, wenn der zu Betreuende dies wünscht oder das Sachverständigengutachten schon zu einem eindeutigen Ergebnis führt.

Beschwerderecht

Angehörige haben ein eigenes Beschwerderecht im Interesse des Betroffenen, wenn sie im ersten Rechtszug beteiligt worden sind. Sie können z. B. monieren, dass die Entscheidung des Gerichts sachlich falsch sei. Auch wenn das Gericht sie ohne guten Grund nicht angehört hat, kann dies der Beschwerdeinstanz zur Aufhebung des Betreuungsbeschlusses führen.

Beschwerderechte stehen den Angehörigen grundsätzlich nur zu, wenn sie an dem Verfahren bis zur Beschlussfassung beteiligt worden sind. Das Gericht kann Angehörige beteiligen, muss dies aber nicht. Es muss diese aber in jedem Fall schriftlich von dem Verfahren in Kenntnis setzen und sie informieren, dass sie sich beteiligen können. Lehnt das Gericht die Beteiligung ohne triftigen Grund ab, steht dem fraglichen Angehörigen hiergegen eine eigene Beschwerde zu.

Sie sollten die Beteiligungsmöglichkeit unbedingt nutzen, da Angehörige im Übrigen kaum Möglichkeiten haben, auf Entscheidungen des Gerichts oder der Tätigkeit des Betreuers Einfluss zu nehmen.

Kapitel 8
Tätigkeit des Betreuers

Der Betreuer hat die Aufgabe, den Betreuten in dem ihm übertragenen Wirkungskreis zu vertreten. In erster Linie geht es dabei um die Personensorge, insbesondere um die Gesundheitsfürsorge, daneben aber auch um die Wahrnehmung der Vermögensangelegenheiten des Betreuten. Darüber hinaus hat der Betreuer keine Vertretungsmacht.

Wann beginnt die Tätigkeit des Betreuers?

Der Beschluss des Betreuungsgerichts über Umfang, Inhalt oder Bestand der Bestellung eines Betreuers wird mit der Bekanntgabe an den Betreuer wirksam, also zu dem Zeitpunkt, in dem der Betreuer ihn in schriftlicher Form erhalten hat.

Ausnahme: Wenn besondere Eile geboten ist, kann das Gericht anordnen, dass die Betreuung sofort beginnt, auch wenn der Betreuer noch gar nicht informiert ist. Der Beginn der Betreuung ist dann in dem Eilbeschluss zu vermerken.

Bestellter Betreuer ist zur Übernahme des Amts verpflichtet

Wer vom Betreuungsgericht ausgewählt wurde, ist verpflichtet, die Betreuung zu übernehmen, sofern er dafür geeignet ist und ihm die Übernahme unter Berücksichtigung seiner familiären, beruflichen und sonstigen Verhältnisse zugemutet werden kann. In der Praxis wird das Betreuungsgericht aber kaum jemanden dazu zwingen, das Amt des Betreuers gegen seinen Willen zu übernehmen.

Bis das Gericht die Übernahme durchgesetzt oder einen anderen Betreuer bestellt hat, haftet allerdings der ursprünglich Ausgewählte für Schäden, die dem Betreuten oder Dritten in der Zwischenzeit entstehen.

Bestellung

Ehrenamtliche Betreuer, die erstmalig eine Betreuung übernehmen bzw. seit zwei Jahren keine Betreuung mehr geführt haben, werden vom Betreuungsgericht mündlich verpflichtet und über ihre Aufgaben unterrichtet. Unter Umständen führt das Gericht mit dem Betreuer und dem Betroffenen ein Einführungsgespräch. Dabei wird dem Betreuer die Bestellungsurkunde überreicht, aus der sich die wesentlichen Inhalte des Bestellungsbeschlusses ergeben, nämlich

- die Namen von Betreutem und Betreuer (bei Vereins- oder Behördenbetreuer ihr jeweiliger Verein oder ihre Behörde),
- der Aufgabenkreis des Betreuers,
- gegebenenfalls Einwilligungsvorbehalte samt einwilligungspflichtigen Willenserklärungen.

Für den Fall, dass die Betreuung im Wege einer einstweiligen Anordnung angeordnet wurde, ist das Ende der Eilmaßnahme anzugeben.

Die Bestellungsurkunde wird in der Praxis Bestallungsurkunde genannt. Sie dient dem Betreuer als Nachweis seines Amts, seiner Aufgabenkreise und etwaiger Einwilligungsvorbehalte. Man bezeichnet sie daher auch als Betreuerausweis.

Tag der Bekanntgabe des Beschlusses

Die Betreuung beginnt im Regelfall mit dem Tag der Bekanntgabe des Beschlusses, also nicht mit dem Einführungsgespräch oder mit der Übergabe der Bestallungsurkunde. Der Stichtag ist wichtig für die Erstellung des ersten Berichts und des aufzustellenden Vermögensverzeichnisses und sollte beim zuständigen Gericht sicherheitshalber noch einmal erfragt werden.

Vom Gericht zum Betreuer bestellt – was jetzt?

Mit der Übergabe der Bestallungsurkunde und des Betreuerausweises kann der Betreuer das Vermögen des Betreuten in Besitz nehmen und für den Betreuten handeln.

Gerichtsakten studieren

Unverzüglich nach Antritt des Amtes sollte die Gerichtsakte des Betreuungsgerichts eingesehen werden, um sich über die »Vorgeschichte« der Betreuungsanordnung klar zu werden. Oft gehen der Anordnung lange Streitereien im Umfeld voraus, über die man sich so informieren kann. Gab es finanzielle Probleme, finden sich hierin ebenfalls oft erste Hinweise. Viele Betreuungsanregungen gehen von Ärzten und vom Pflegepersonal aus, sodass man auch einen ersten Eindruck von den gesundheitlichen Problemen des Betreuten bekommt.

Kontaktaufnahme mit dem Betreuten

Ob man nun für den Bereich der Personensorge oder der Vermögenssorge bestellt ist: Die Betreuung ist *persönlich* zu führen (vgl. § 1897 Abs. 1 BGB); der Betreuer muss also direkten Kontakt mit der betreuten Person aufnehmen und auch für die Dauer der Betreuung halten. Anders ist es auch kaum möglich, sich an dessen Wohl zu orientieren. Vorhandene Unterlagen (Rentenbescheide, Kontoauszüge, Mietverträge, Steuerunterlagen, Rechnungen, Mahnungen, Vollstreckungsbescheide usw.) sollte man zunächst an sich nehmen und sichten.

Dies ist ein Grund, warum Personen, die weit vom Betreuten entfernt leben, in der Regel nicht zum Betreuer in Angelegenheiten der Personensorge bestellt werden sollten. Beschränkt sich die Tätigkeit aber etwa auf die reine Vermögensverwaltung, ist dies deutlich weniger problematisch.

Wie oft man »seinen« Betreuten treffen sollte, ist keineswegs vorgeschrieben. Dies hängt von Art, Umfang und Bedeutung des Aufgabenkreises, der Erkrankung des Betreuten und dem Verlauf der Betreuung ab. Einen langjährigen Wachkomapatienten wird man weit weniger häufig besuchen müssen als einen Manisch-Depressiven, dessen Unterbringung man gerade erst angeordnet hat und bei dem sowohl die Vermögensverhältnisse als auch die gesundheitliche Versorgung noch völlig ungeklärt sind.

Kontaktaufnahme mit Angehörigen und wichtigen Ansprechpartnern

Mit den Angehörigen des Betroffenen und wichtigen Ansprechpartnern wie Ärzten, Vermietern, dem Altenheim, Banken, Rentenstellen, dem Sozialamt usw. sollte man ebenfalls umgehend Kontakt aufnehmen. Hier sollten weiterführende Unterlagen angefordert werden. Mehr dazu auf Seite 140 f.

> **! Betreuungsakte anlegen**
> TIPP Auch wenn es banal klingen mag: Man sollte gleich am Anfang der Tätigkeit eine übersichtliche und mit einem Register von A - Z geordnete Betreuungsakte anlegen, wie man sie für die sorgfältige Aktenführung in eigenen Angelegenheiten auch benutzt.

Vermögenssorge – welche Aufgaben obliegen dem Betreuer?

Nachdem man sich einen ersten Eindruck von der Situation des Betreuten gemacht hat, ist das Vermögen des Betreuten zu sichern.

Zunächst muss der Betreuer dafür sorgen, dass er der Einzige ist, der über die Konten und das sonstige Vermögen des Betreuten verfügen kann. Er muss also unverzüglich noch bestehende Konto- und Generalvollmachten widerrufen. Konten und Wertpapierdepots sind mit Sperrvermerken zu versehen. Auch an die Sperrung von Kreditkarten ist zu denken, damit nicht wie in unserem Beispiel auf Seite 110 der Betreute noch kurz nach Einrichtung der Betreuung große Vermögensverfügungen vornehmen kann.

> 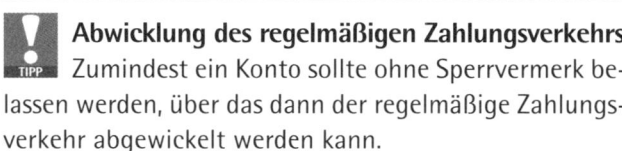 **Abwicklung des regelmäßigen Zahlungsverkehrs**
> Zumindest ein Konto sollte ohne Sperrvermerk belassen werden, über das dann der regelmäßige Zahlungsverkehr abgewickelt werden kann.

Der Betreuer darf sein Eigenvermögen nicht mit dem Vermögen des Betreuten vermischen. Hat ein Betreuer mehrere Betreute, darf er auch keinesfalls ein Sammelkonto für alle seine Betreuungen führen.

Umfassende Vermögensverwaltung

Soweit das Gericht dem Betreuer – wie im Regelfall – den Aufgabenkreis der Vermögenssorge ohne nähere Eingrenzung übertragen hat, ist besondere Sorgfalt angezeigt. Er muss dann Forderungen des Betreuten beitreiben und Unterhaltsansprüche genauso geltend machen und durchsetzen wie sozial(hilfe)rechtliche oder rentenrechtliche Ansprüche. Wenn nötig, muss er seinen Betreuten auch in Steuerfragen vertreten. Unberechtigte Forderungen gegen den Betreuten muss er abwehren, berechtigte erfüllen.

Hat der Betreute Schulden, sind die Gläubiger anzuschreiben und gegebenenfalls die Zahlungsmodalitäten zu verhandeln. Falls bereits Zwangsvollstreckungsmaßnahmen laufen, ist ein Zahlungsaufschub anzustreben. Ist absehbar, dass der Betreute überschuldet ist, muss der Betreuer eine Schuldnerberatung in Anspruch nehmen oder gegebenenfalls ein Privatinsolvenzverfahren einleiten.

Wille des Betreuten hat grundsätzlich Vorrang

Ein Vormund muss das Vermögen seines Mündels erhalten und »mündelsicher« anlegen. Bei der Betreuung gilt dieser Grundsatz zwar auch, hier soll aber konsequent der Wille des Betreuten Vorrang haben. Wer unter Betreuung steht, soll den Lebensstil pflegen können, den er führen möchte und den er sich leisten kann.

Wenn sich der wohlhabende Herr Pauly einen luxuriösen Fernseher leisten will und seine Vermögensverhältnisse das erlauben, so steht es dem Betreuer nicht zu, ihm das zu verwehren – ob nun ein Einwilligungsvorbehalt angeordnet ist oder nicht.

Auch bei der Bestimmung des Taschengeldes des Betreuten ist auf dessen Wünsche Rücksicht zu nehmen.

Rechnung legen durch den Betreuer – was heißt das?

Wer Konten und Vermögen des Betreuten verwaltet, muss zu Beginn der Betreuung ein Vermögensverzeichnis erstellen und einmal jährlich Rechnung über seine Vermögensverwaltung legen. Nach dem Ende der Betreuung ist eine Schlussrechnung vorzulegen.

Vorläufiges Vermögensverzeichnis

Die Betreuung beginnt in dieser Hinsicht mit dem ersten Bericht, in dem der Betreuer innerhalb von ein bis zwei Monaten nach Antritt des Amts die ihm bis dahin bekannte persönliche und wirtschaftliche Situation seines Betreuten darlegt und ein vorläufiges Vermögensverzeichnis erstellt. Denn weder verfügt man zu diesem Zeitpunkt schon über sämtliche Informationen über den Betreuten und sein Umfeld noch wird man bei komplizierten Vermögensverhältnissen innerhalb von vier bis sechs Wochen dessen komplette Vermögenswerte und Verpflichtungen benennen können.

Denn für ein komplettes Vermögensverzeichnis ist erforderlich, dass man feststellt,

- welche Konten und Depots,
- welches weitere Vermögen (z. B. Gold, Schmuck, Lebensversicherungen),
- welche Einkünfte (Rente/Pension, Wohngeld, Arbeitslosen- und Sozialhilfe, Insolvenzgeld usw.),

- welche Forderungen (Darlehensverträge, Ansprüche aus Schenkungswiderruf, Schadenersatzforderungen usw.),
- welche laufenden Verpflichtungen (Unterhaltsverpflichtungen, Strom, Gas, Wasser, GEZ, Telefon) und
- welche Schulden

der Betreute hat. Sollte der Betreute über kein Vermögen verfügen, erübrigt sich ein detailliertes Verzeichnis. Es genügt, wenn der Betreuer versichert, dass kein aufzeichnungsfähiges Vermögen vorhanden war.

Achtung: Unter Umständen Rechtspfleger einschalten

Das Verzeichnis ist vom Betreuer grundsätzlich selbst zu erstellen. Er kann aber auf Kosten des Betroffenen Dritte hinzuziehen, etwa Notare, Steuerberater oder Sachverständige. Ob das Gericht dies für erforderlich erachtet, sollte vor der Auftragserteilung mit dem zuständigen Rechtspfleger geklärt werden.

Für die Erstellung des Vermögensverzeichnisses sollte man sich an die Formulare des zuständigen Betreuungsgerichts halten. Falls das Gericht bestimmte Prioritäten setzt, kann man so Nachfragen und Irritationen verhindern.

Regelmäßige Rechnungslegung

Entsprechendes gilt für den jährlichen Bericht, die regelmäßige Rechnungslegung, in der der Betreuer dazulegen hat, wie sich jede einzelne Vermögensposition entwickelt hat. Falls das Gericht hier Nachfragebedarf sieht, sind zu den einzelnen Vermögensbereichen ergänzende Ausführungen zu machen. Wenn Fragen bestehen, sollte man frühzeitig mit dem Betreuungsgericht bzw. mit dem dort zuständigen Rechtspfleger Kontakt aufnehmen.

Personensorge – welche Aufgaben hat der Betreuer?

Zunächst sollten die auf Seite 142 f. angesprochenen Erstmaßnahmen eingeleitet werden. Noch mehr als im Bereich der Vermögenssorge muss sich der Betreuer im Bereich der Personensorge regelmäßig über die Befindlichkeiten des betreuten Menschen informieren und zu ihm selbst und seinen Ärzten engen Kontakt halten. Dies gilt besonders im Hinblick auf die Gesundheitsversorgung des Betreuten.

Differenzierte Aufgabenkreise

> **BEISPIEL** (1) Der drogenabhängige Sohn des depressiven Betreuten ruft seinen Vater häufig an und bittet ihn um Geld. Da der Betreute nach den Telefonaten immer sehr verzweifelt ist, kann es aus gesundheitlichen Gründen angezeigt sein, den Kontakt zu unterbinden. (2) Der Betreute schämt sich für seine Schulden und behält dem Betreuer Rechnungen vor.

Anders als bei der Vermögenssorge wird bei den Aufgabenkreisen häufig differenziert. Wer etwa über die Gesundheitsfürsorge des Betroffenen entscheiden oder wer sich um dessen finanzielle Belange kümmern muss, darf nur im unbedingt erforderlichen Maße in dessen Persönlichkeitsrechte und Intimsphäre eingreifen: Insbesondere für die grundgesetzlich besonders geschützten Bereiche der Postkontrolle und der Wohnungsangelegenheiten ist der Betreuer nur zuständig, wenn dies in der Bestallungsurkunde ausdrücklich bestimmt ist. Für Sterilisationen kann ohnehin nur ein Betreuer zuständig sein, der darüber hinaus keine anderen Aufgabenbereiche wahrzunehmen hat.

In den Beispielen auf Seite 144 dürfte es erforderlich sein, dass das Gericht dem Betreuer die Entscheidung über den Fernmeldeverkehr und die Befugnis zum Öffnen der Post erteilt.

Unbekannte Konten

Regelmäßig ist das nicht notwendig, da man aus der Betreuungsakte und aus der ersten Kontaktaufnahme mit dem Betreuten, mit Angehörigen, Ärzten und Banken in den meisten Fällen schon hinreichende Informationen und Unterlagen erhält, um sich nach und nach ein vollständiges Bild von den Verhältnissen des Betreuten zu machen. Hinweise auf möglicherweise unbekannte Konten erhält man beim Bundesverband deutscher Großbanken. Eine Kontensuche bei Sparkassen und Genossenschaftsbanken kann man bei den örtlichen Filialen in Auftrag geben. die die Anfrage an ihre Zentrale weiterleiten.

Wünsche des Betreuten

Im Bereich der Personensorge ist besonders zu beachten, dass die Wünsche des Betreuten immer Vorrang vor den Vorstellungen des Betreuers haben, sofern sie nicht dem eigenen Wohl widersprechen. Wichtige Entscheidungen hat der Betreuer immer mit dem Betreuten abzusprechen. Hier ist zu bedenken, dass der Betreute in einer Vorsorgeverfügung, etwa einer Vorsorgevollmacht oder Betreuungsverfügung, schon vor dem Betreuungsfall seine Wünsche niedergelegt haben kann.

Was umfasst die Gesundheitsfürsorge?

Die Gesundheitsfürsorge im weitesten Sinne umfasst

- die Untersuchung des Gesundheitszustandes,
- Heilbehandlungen,
- ärztliche Eingriffe (auch Sterilisationen),
- Unterbringungen und
- unterbringungsähnliche Maßnahmen (etwa das Festbinden altersverwirrter Menschen am Bett).

Vorsicht: Ärztliche Maßnahmen sind nach einhelliger Rechtsprechung nur zulässig, wenn der Patient hinreichend über die Maßnahme und die mit ihr verbundenen Risiken aufgeklärt worden ist und der Maßnahme sodann zustimmt. Ohne wirksame Einwilligung können ärztliche Maßnahmen Körperverletzungen sein, also rechtswidrige Eingriffe in die körperliche Unversehrtheit des Patienten.

Umfang der Fürsorge

Zur eigentlichen Gesundheitssorge gehören aber nur die ersten drei Punkte. Auch die Sterilisation, ein besonders schwerwiegender Fall des ärztlichen Eingriffs, ist hier ausgenommen. Sie kann nie Teil der allgemeinen Gesundheitsfürsorge sein. Für sie bedarf es sogar eines gesonderten Betreuers (vgl. § 1899 Abs. 2 BGB). Unterbringungs- und unterbringungsähnliche Maßnahmen sind zwar Maßnahmen der Gesundheitssorge, sie sind aber so schwerwiegende Eingriffe in das Freiheitsrecht des Betreuten, dass sie in der Bestallungsurkunde gesondert aufgeführt werden müssen. Wer für die Gesundheitsfürsorge bestellt ist, ist daher nicht automatisch auch für Unterbringungsmaßnahmen legitimiert.

Auch im Bereich der Gesundheitsfürsorge gilt, dass der Wille des Betreuten Vorrang vor Anordnungen des Betreuers und sogar des Betreuungsgerichts hat (vgl. etwa § 1904 Abs. 3 BGB). Ist ein unter Betreuung stehender Patient einwilligungsfähig, kann er also Art, Bedeutung und Tragweite der beabsichtigten Maßnahme erfassen und sich über sie einen eigenen Willen bilden, kommt eine Einwilligung des Betreuers nicht in Betracht.

Ein Betreuer, der für den Bereich der Gesundheitsfürsorge inklusive der anstehenden ärztlichen Maßnahme bestellt ist, muss sich daher immer vergewissern, ob seine betreute Person in der konkreten Situation selbst entscheiden kann, ob er in sie einwilligt.

Patientenverfügung

Eine Patientenverfügung des Betreuten, die die aktuell anstehende Maßnahme der Gesundheitsfürsorge betrifft, hat der Betreuer in jedem Fall zu beachten und durchzusetzen (§ 1901a Abs. 1 BGB). Liegt keine Patientenverfügung vor oder treffen die Festlegungen einer Patientenverfügung nicht auf die aktuelle Lebens- und Behandlungssituation zu, hat der Betreuer die Behandlungswünsche oder den mutmaßlichen Willen des Betreuten festzustellen und auf dieser Grundlage zu entscheiden (§ 1901a Abs. 2 BGB). Einzelheiten zur Patientenverfügung erfahren Sie auf Seite 182 f.

Darf der Betreuer alle Entscheidungen anstelle des Betreuten treffen?

Bestimmte Entscheidungen darf ein Betreuer nicht treffen, selbst wenn sie von seinen Aufgabenkreisen umfasst wären. Hierzu gehören höchstpersönliche Entscheidungen wie über Hochzeiten oder die Errichtung oder den Widerruf eines Testaments oder die Entscheidung über Leben und Tod.

In anderen Bereichen, wenn ein schwerwiegender Grundrechtseingriff droht, darf der Betreuer zwar grundsätzlich Entscheidungen treffen, das Gericht muss der Maßnahme aber zustimmen.

Schenkungen des Betreuers

Schenkungen des Betreuers aus dem Vermögen der betreuten Person sind nichtig. Selbst eine nachträgliche Genehmigung des Betreuungsgerichts kann sie nicht heilen. Das Verbot kann auch nicht durch die Einschaltung eines Verfahrenspflegers umgangen werden, da es für ihn ebenfalls gilt.

Es gibt aber Ausnahmen von diesem Verbot. So darf der Betreuer Schenkungen vornehmen, die »einer sittlichen Pflicht oder einer auf den Anstand zu nehmenden Rücksicht« entsprechen.

Klare Richtlinien über Höhe und Häufigkeit solcher Geschenke gibt es nicht. Der Betreuer muss im Gespräch mit dem Betreuten oder mit dessen Angehörigen in Erfahrung bringen, wie er in der Vergangenheit mit solchen Schenkungsanlässen umgegangen ist. Verfügt die betreute Person über ein hohes Vermögen und einen gehobenen Lebensstandard, so können unter Umständen auch Geschenke von hohem Wert gerechtfertigt sein. Selbst Grundstückszuwendungen können dann verhältnismäßig sein. Grundstücksübertragungen sind aber immer genehmigungsbedürftig.

 Weihnachts-, Geburtstags-, Hochzeits- und andere Geschenke, die der Unterstützung naher Angehöriger oder der Wahrung des Familienfriedens dienen, darf der Betreuer vornehmen.

Schenkungen des Betreuten

Schenkungen des Betreuten selbst sind möglich, sofern er geschäftsfähig ist oder die Schenkung sich – im Falle eines Einwilligungsvorbehalts – im Rahmen des »einwilligungsfreien Rahmens« hält. Schenkungen von Geschäftsunfähigen sind unwirksam.

Problematisch ist die Frage der Geschäftsfähigkeit vor allem bei größeren Vermögensverfügungen. Dem Betreuer wird es regelmäßig schwerfallen, Schenkungen des Betreuten wieder rückabzuwickeln, wenn dieser nicht für Dritte offensichtlich geschäftsunfähig ist. Denn er müsste beweisen, dass im Moment der Schenkung Geschäftsunfähigkeit vorlag.

Nichtig sind jedenfalls Schenkungen des Betreuten an das Personal, die Leitung oder den Träger des Heims, in dem er untergebracht ist. Der sehr strenge § 14 Heimgesetz, der solche Schenkungen verbietet, will den Anschein unterbinden, dass ein Pflegeheim auf die in seiner Obhut befindlichen Personen Druck ausübt, um finanzielle Vorteile zu erlangen.

Was kostet die Betreuung?

Ehrenamtliche Betreuer erhalten keine Vergütung. Sie erhalten also weder einen Ausgleich für die Zeit, die sie für die Betreuung aufwenden, noch für den EinSatz ihrer Arbeitskraft. Sie erhalten lediglich ihre Auslagen erstattet. Sie können wählen, ob sie ihre Aufwendungen konkret beziffern oder sich diese pauschal erstatten lassen wollen.

Tätigkeitsnachweis

Für eine konkrete Abrechnung ist es empfehlenswert, gleich am Beginn der Betreuung einen Tätigkeitsnachweis anzulegen etwa wie folgt:

Datum	Art der Tätigkeit (z. B. Fahrt von … nach …/Fertigung von Kopien für …/Korrespondenz mit … o. Ä.)	Warum notwendig?	Auslagen (Gefahrene km/ Porto/ Telefon/ Kopierkosten)

Die Auslagenpauschale beträgt derzeit 323 Euro jährlich. Die Aufwandsentschädigung ist jeweils am Ende des »Betreuungsjahres« zu zahlen. Dieses entspricht nicht dem Kalenderjahr, sondern beginnt mit Tag der Einrichtung der Betreuung.

Vergütung von Berufsbetreuern

Die Vergütung von Berufsbetreuern – genauer: von berufsmäßigen Einzelbetreuern – hängt von der »Qualität« der Ausbildung des jeweiligen Betreuers ab: Bei besonderen Kenntnissen, etwa aufgrund einer Lehre oder einer vergleichbaren Ausbildung liegt der StundenSatz zwischen 27 und 33,50 Euro. Kann eine Hochschulausbildung oder Vergleichbares nachgewiesen werden, beträgt der Satz 44 Euro. Die Vergütung kann vierteljährlich abgerechnet werden. Der Vergütungsanspruch verjährt innerhalb von 15 Monaten nach Anfall.

Die Betreuervergütung ist aus dem Vermögen des Betreuten selbst zu zahlen, falls dieser nicht mittellos ist. Andernfalls erfolgt die Bezahlung aus der Staatskasse.

Mittelloser Betreuer

Der Betreute ist mittellos, wenn er den Aufwendungsersatz oder die Vergütung oder aus seinem Einkommen oder Vermögen nicht, nur zum Teil oder nur in Raten aufbringen kann.

Er soll auch nicht gezwungen sein, Unterhaltsansprüche gerichtlich geltend zu machen, um sich die Bezahlung des Betreuers leisten zu können. Der Betreute ist ferner nicht verpflichtet, seine angemessene Lebensführung wegen der Betreuervergütung einzuschränken.

Lassen sich die finanziellen Verhältnisse des Betreuten nicht endgültig aufklären, geht dies zulasten der Staatskasse. Diese muss dann auch für die Ansprüche des Betreuers aufkommen.

Kapitel 9
Überwachung und Haftung des Betreuers

Das Betreuungsgericht hat die Aufgabe, den Betreuer zu unterstützen und zu beaufsichtigen. Es muss eingreifen, wenn der Betreuer seine Kompetenzen missbraucht, und kann in bestimmten Fällen sogar anstelle des Betreuers handeln. Das schärfste Mittel, das dem Betreuungsgericht zur Verfügung steht, ist die Entlassung des Betreuers. Darüber und über die Haftung des Betreuers bei Pflichtverletzungen erfahren Sie mehr in diesem Kapital.

Wer stellt sicher, dass der Betreuer pflichtgemäß handelt?

Das Betreuungsgericht hat die Aufgabe, den Betreuer zu überwachen und eventuelle Pflichtverletzungen zu ahnden. Es muss den Betreuer auch darin unterstützen, dass dieser sich pflichtgemäß verhalten kann.

Beratung des Betreuers

Nicht jeder Betreuer ist in zivil- und betreuungsrechtlichen Fragen bewandert. Das Gericht muss die bestellte Betreuungsperson daher in Einzelfällen über die Zweckmäßigkeit oder die rechtlichen Folgen von deren Maßnahmen aufklären. Darunter darf man sich allerdings keine begleitende Rechtsberatung vorstellen, da das Gericht damit seine Kompetenzen überschreiten und zu sehr in die freie Ermessensausübung des Betreuers eingreifen würde. Einem juristischen Laien wird das Gericht von Amts wegen aber in der Regel mehr Hinweise geben als einem erfahrenen Berufsbetreuer, insbesondere einem Anwalt.

> **! Wer dem Betreuer helfen kann**
> **TIPP** Wer eine begleitende oder weitergehende Beratung wünscht, kann anwaltliche Hilfe in Anspruch nehmen. Auch Betreuungsvereine und Betreuungsbehörden (vgl. Seite 127) bieten Kurse und Informationsveranstaltungen an.

Kontrolle durch das Gericht

Seine Kontrollfunktion übt das Betreuungsgericht in drei Formen aus:

- Bestimmte Geschäfte, die sich auf den Betreuten negativ auswirken können, müssen vom Gericht genehmigt werden. Die Anordnungen des Betreuers sind daher unwirksam, bis das Gericht ihnen zustimmt.
- Der Betreuer ist verpflichtet, bei Übernahme der Betreuung ein Vermögensverzeichnis zu errichten. Er muss jährlich Rechnung legen, die vom Gericht überprüft wird.
- Das Betreuungsgericht kann jederzeit Auskunft über das Vermögen des Betreuten und die Maßnahmen des Betreuers verlangen und Anordnungen treffen, um Pflichtwidrigkeiten vorzubeugen oder diese zu unterbinden.

Das Betreuungsgericht darf grundsätzlich nicht selbst Betreueraufgaben übernehmen. Es ist daher auch nicht Aufgabe des Gerichts, eventuelle Schadenersatzforderungen gegen den Betreuer durchzusetzen. Dies gehört zur Vermögenssorge für den Betreuten und damit zum eigenen Aufgabenkreis eines Betreuers. Das Gericht wird einem Betreuer, dem es nicht mehr vertraut, daher einen Kontrollbetreuer an die Seite stellen oder die Betreuung gleich einem neuen Betreuer übertragen.

Kontrolle durch Angehörige oder Dritte

Kein Kontrollrecht steht den Angehörigen des Betreuten zu. Diese haben insbesondere keine Möglichkeit, direkt in die Betreuung einzugreifen oder gar die Entlassung des Betreuers zu verlangen. Sie können lediglich dem Betreuungsgericht Informationen an die Hand geben und gerichtliche Maßnahmen anregen.

Betreuungsgerichtliche Genehmigung – in welchen Fällen ist sie erforderlich?

Der Betreuer kann im Rahmen seines Aufgabenkreises recht frei agieren, ohne jedes Mal die Erlaubnis des Betreuungsgerichts einholen zu müssen. In bestimmten, besonders wichtigen Angelegenheiten sieht das Gesetz aber ausnahmsweise einen sogenannten Genehmigungsvorbehalt vor. Das heißt, dass Anordnungen des Betreuers in diesen Bereichen nur wirksam sind, wenn das Gericht ihnen ausdrücklich zustimmt. Der Betreuer muss das Gericht von der Maßnahme informieren und jedenfalls die nachträgliche Zustimmung einholen.

> **! TIPP Betreuungsgericht rechtzeitig informieren**
> Um nicht wieder gut zu machende Schäden und Haftungsrisiken zu vermeiden, ist jedem Betreuer dringend zu empfehlen, das Betreuungsgericht rechtzeitig zu informieren und die gesetzliche erforderliche Zustimmung für die Betreuungsmaßnahme einzuholen.

Sinn und Zweck des Genehmigungsvorbehalts ist es, den Betreuten vor voreiligen und sachlich falschen Entscheidungen des Betreuers zu schützen. Er dient auch dazu, den Betreuer bei schwerwiegenden Entscheidungen mit der Verantwortung nicht allein zu lassen und ihn »moralisch zu unterstützen«.

Die genehmigungsbedürftigen Rechtshandlungen sind im Betreuungsrecht eindeutig benannt. Was nicht ausdrücklich der Zustimmung des Gerichts bedarf, soll der Betreuer selbst entscheiden können.

Kündigung bzw. Aufhebung des Mietverhältnisses

> **BEISPIEL** Genehmigungspflichtig sind etwa Verfügungen über Grundstücke, nicht mündelsichere Geldanlagen, Grundstücksübertragungen und der Abschluss eines Grundstückskaufvertrags, der Abschluss eines Ehevertrags, die Anfechtung eines Erbvertrags, die Überwachung der Post und des Fernmeldeverkehrs.

Die Wohnung des Betreuten aufzulösen ist eine problematische Entscheidung des Betreuers, weil der Betreute damit seinen Lebensmittelpunkt, seine vertraute Umgebung und oft auch den Freundes- und Bekanntenkreis verliert. Übereilte Maßnahmen des Betreuers sollen deshalb verhindert werden.

Will der Betreuer den Mietvertrag des Betreuten kündigen oder mit den Vermietern einen Aufhebungsvertrag schließen, bedarf er der vorherigen Genehmigung des Betreuungsgerichts. Das Gericht soll auch informiert werden, wenn der Vermieter den Mietvertrag kündigt. Schon der Verkauf der Möbel, während der Betreute im Krankenhaus ist, kann als Aufgabe des Wohnraums ausgelegt werden und ist dem Betreuungsgericht unverzüglich mitzuteilen. Will der Betreuer während eines Krankenhausaufenthalts des Betreuten dessen Wohnung vermieten, so bedarf er hierfür ebenfalls der Genehmigung des Betreuungsgerichts.

Von besonderer Bedeutung sind Genehmigungsvorbehalte im Bereich der Gesundheitsfürsorge. Mehr dazu erfahren Sie auf Seite 158 f.

Gesundheitsfürsorge – wann ist Genehmigung des Betreuungsgerichts erforderlich?

> **BEISPIEL** Als schwerer und länger dauernder gesundheitlicher Schaden gilt z. B. der Verlust eines Körperteils wegen einer Amputation, der Verlust der Sehkraft oder eine drohende nachhaltige Persönlichkeitsveränderung wegen einer Gehirnoperation. Dass solche Schäden eintreten, muss konkret und naheliegend sein. Hypothetische oder unwahrscheinliche Gefahren lösen keine Genehmigungspflicht aus.

Wenn die begründete Gefahr besteht, dass der Betreute aufgrund einer ärztlichen Maßnahme stirbt oder einen schweren und länger dauernden gesundheitlichen Schaden erleidet (§ 1904 Abs. 1 BGB), bedarf die Einwilligung des Betreuers der Genehmigung des Betreuungsgerichts. Gleiches gilt, wenn der Betreuer Maßnahmen unterlassen bzw. diese verhindern möchte und dies die gleichen Risiken birgt.

Die Gefahr muss allgemeine Risiken einer ärztlichen Maßnahme übersteigen. Dass etwa eine Narkose tödlich verlaufen kann, ist für sich genommen noch nicht völlig ungewöhnlich.

Keine Genehmigungspflicht besteht, wenn

- mit dem Aufschub der Maßnahme Gefahr verbunden wäre (§ 1904 Abs. 1 Satz 2 BGB),

- eine wirksame Patientenverfügung vorliegt und sich Betreuer und behandelnder Arzt einig sind, dass die Erteilung, die Nichterteilung oder der Widerruf der Einwilligung dem nach § 1901a BGB festgestellten Willen des Betreuten entspricht (§ 1904 Abs. 4 BGB).

Sonderfall Sterilisation

Die Sterilisation der betreuten Person, also deren dauerhafte Unfruchtbarmachung, ist ein besonders schwerwiegender Eingriff in deren Persönlichkeitsrechte. § 1905 BGB stellt deshalb sehr strenge Anforderungen an die Einwilligung eines Betreuers in eine solche Maßnahme. Da Voraussetzung der Sterilisation immer eine »drohende« Schwangerschaft ist, die anders nicht verhindert werden kann, ist die praktische Relevanz der Problematik gering. Hier soll daher ein Überblick ausreichen:

Der Eingriff muss zwingend betreuungsgerichtlich genehmigt werden. Es ist in jedem Fall ein Sachverständigengutachten anzufertigen. Der Betreute ist persönlich anzuhören.

Für die Entscheidung über die Sterilisation ist ein besonderer Betreuer zu bestellen (vgl. § 1899 Abs. 2 BGB). Betreuungsvereine und -behörden sind hier von der Betreuung ausgeschlossen (§ 1900 Abs. 5 BGB). Zudem ist für den Betreuten für das Genehmigungsverfahren ein Verfahrenspfleger zur Wahrung seiner Rechte zu bestellen.

Wenn der Betreuer auf die Genehmigung hin in einen Eingriff einwilligt, darf dieser frühestens zwei Wochen nach der Genehmigung erfolgen. Dann ist noch Gelegenheit, die Einwilligung mit einem Rechtsbehelf anzugreifen.

Unterbringung des Betreuten – wann ist eine gerichtliche Genehmigung erforderlich?

Eine Unterbringung in einer geschlossenen Einrichtung, etwa in einer psychiatrischen Klinik, einer geschlossenen Abteilung eines Krankenhauses oder eines Altenheimes, ist nur mit betreuungsgerichtlicher Genehmigung zulässig. Beim Betreuten muss die Gefahr einer erheblichen gesundheitlichen Selbstschädigung oder gar Selbsttötung bestehen. Die Unterbringung muss ferner erforderlich sein, um eine notwendige ärztliche Maßnahme durchzuführen.

Unterbringungsähnliche Maßnahmen

> **BEISPIEL** Die bettlägerige Frau Müller ist schon einige Male im Schlaf aus dem Bett gefallen. Sie erhält daher einen Bauchgurt, den sie ohne Probleme selbst öffnen könnte, wenn sie wollte. Die Maßnahme stellt keine Freiheitsentziehung dar und bedarf deshalb nicht der Genehmigung des Betreuungsgerichts.

Den Unterbringungsmaßnahmen gleichgestellt sind die unterbringungsähnlichen Maßnahmen. Gemeint sind damit Vorkehrungen, durch die einem betreuten Menschen regelmäßig oder über einen längeren Zeitraum die Freiheit entzogen wird. Auch Medikamente können eine unterbringungsähnliche Maßnahme sein, vorausgesetzt, sie bezwecken in erster Linie die Ruhigstellung des Betreuten.

Eine Freiheitsentziehung liegt nicht vor, wenn der Betreute auch ohne die Maßnahme gar nicht in der Lage wäre, sich fortzubewegen. Ferner fehlt es an der Freiheitsentziehung, wenn die Maßnahme ihn nicht an der willentlichen Fortbewegung hindert (vgl. das Beispiel auf Seite 160).

Grund für die generelle Genehmigungsbedürftigkeit ist, dass betreute Menschen sich gegen die Unterbringung und insbesondere unterbringungsähnliche Maßnahmen häufig wehren. Es muss sehr genau geprüft werden, ob es sich hierbei um eine wirkliche Willensäußerung handelt: Denn soweit ein Volljähriger seinen Willen frei bilden kann, umfasst sein Recht zur Selbstbestimmung auch die Freiheit, seiner Gesundheit zu schaden.

Eine Untersuchung und Behandlung gegen den Willen des Betreuten ist nur zulässig, wenn er wegen seiner Krankheit die Notwendigkeit einer Untersuchung oder Behandlung nicht einsehen kann, und/oder nicht nach dieser Einsicht handeln kann.

Eilfälle

Keiner Genehmigung bedarf die Unterbringung in Eilfällen, in denen zum Schutz des betreuten Menschen schnell gehandelt werden muss. Die Genehmigung ist aber unverzüglich nachzuholen.

Beendigung der Unterbringung

Der Betreuer hat die Unterbringung zu beenden, wenn ihre Voraussetzungen wegfallen. Er hat dem Betreuungsgericht das Ende der Unterbringung anzuzeigen. Die Beendigung der Unterbringung ist selbst aber nicht genehmigungsbedürftig.

Pflichtverletzungen des Betreuers – was veranlasst das Betreuungsgericht?

Dass es im Rahmen einer unter Umständen langjährigen Betreuung zu Pflichtverletzungen kommen kann, ist nie ganz auszuschließen. Das Gericht soll hier (wie auf Seite 154 f. dargelegt) vorbeugend tätig werden und dem Betreuer beratend zur Seite stehen.

Bei kleineren Pflichtverstößen wird das Gericht Hinweise geben, bei häufigeren oder schwereren Verstößen den Betreuer gegebenenfalls zu einem Beratungsgespräch laden. Das Gericht kann dem Betreuer im Einzelfall auch konkrete Handlungsanweisungen geben.

Entziehung der Aufgaben

Als sehr scharfe Sanktion kann das Gericht dem Betreuer einen Teil seiner Aufgabenkreise entziehen und gegebenenfalls einen Mitbetreuer bestellen. Die komplette Entlassung eines Betreuers soll aber das letzte Mittel sein und nur in Betracht gezogen werden, wenn keine andere Maßnahme Erfolg verspricht. Nur besonders schwerwiegende und/oder dauerhafte Verstöße kommen als Abberufungsgrund in Betracht.

Um schwerwiegende Pflichtverstöße handelt es sich, wenn der Betreuer

- Vermögen des Betreuten verschwendet oder riskante Geldgeschäfte tätigt;

- den Kontakt des Betreuten mit seinen Angehörigen und Vertrauenspersonen hintertreibt, indem er den Umgang unangemessen und ohne triftigen Grund einschränkt;
- sinnlose Gerichtsverfahren führt;
- die medizinische Versorgung des Betreuten vernachlässigt oder unterbringungsähnliche Maßnahmen mehrfach verspätet beendet;
- dem Betreuten das Geld verweigert, das dieser benötigt, um notwendige Medikamente kaufen zu können;
- den Kontakt zu wichtigen Ansprechpartnern des Betreuten (Ärzte, Seniorenheime, Rentenstellen, Sozialhilfeträger, Versicherungsgesellschaften usw.) in erheblichem Maße vernachlässigt und sich über die Verhältnisse des Betreuten nicht auf dem Laufenden hält.

Abberufungsverfahren

Für die Abberufung des Betreuers ist das Gericht zuständig, das die Betreuung angeordnet hat. Der Betreuer erhält Gelegenheit, seine Sicht der Dinge darzustellen. Dies geschieht im Regelfall schriftlich. Persönlich angehört werden muss der Betreuer lediglich, wenn dies zur Sachverhaltsaufklärung geboten erscheint. Dem Betreuten und dessen Angehörigen sowie der Betreuungsbehörde ist Gelegenheit zur Stellungnahme zu geben, sofern dies erforderlich ist. Verpflichtend ist die Anhörung, wenn der Betroffene sich gegen die Entlassung ausspricht.

Die Abberufungsentscheidung ergeht durch Beschluss. Dieser ist dem Betreuer, der betreuten Person und der Betreuungsbehörde bekannt zu geben. Diese können gegen die Entscheidung innerhalb eines Monats Beschwerde einlegen. Zuständig für das Beschwerdeverfahren ist das Oberlandesgericht.

Wie kann sich der Betreuer vor Haftungsrisiken schützen?

Man muss als Betreuer immer daran denken, dass der Betreute Schäden erleiden, aber auch durchaus andere schädigen kann. Der Betreuer muss daher zu Beginn seiner Tätigkeit ermitteln, über welche Versicherungen der Betreute verfügt. Fehlt etwa eine Hausrat-, Haftpflicht- oder Unfallversicherung, sollte diese noch abgeschlossen werden. Kommt es zum Schadensfall und hätten die Schäden durch Standardversicherungen verhindert werden können, muss der Betreuer für die Schäden unter Umständen persönlich einstehen.

> **BEISPIEL** Bei Frau Schulz wird eingebrochen. Es werden ihr Fernseher und ihr Schmuck im Gesamtwert von 7.000 Euro gestohlen. Frau Schulz ist Opfer eines Wohnungseinbruchsdiebstahls geworden, der in jeder Hausratsversicherung standardmäßig versichert ist.

Sollten die finanziellen Verhältnisse des Betreuten allerdings für die Versicherungsprämien nicht ausreichen, besteht keine Versicherungspflicht.

Haftpflichtversicherung des Betreuers

Dass man als Betreuer Fehler macht und dadurch den Betreuten oder Dritten Schäden zufügt, ist bei einer solch komplexen Tätigkeit wie der Ausübung des Betreueramts nie völlig auszuschließen:

Überwachung und Haftung des Betreuers

Hat man als Betreuer einer ärztlichen Maßnahme ohne die notwendige gerichtliche Genehmigung zugestimmt oder ignoriert, dass der (geschäftsfähige) Betreute die Maßnahme nicht wünschte, hat der Betreute gegen seinen Betreuer womöglich Schadensersatz- und Schmerzensgeldansprüche. Gleiches gilt, wenn ein Betreuer seinen Betreuten über das Wochenende in der geschlossenen Abteilung der Psychiatrie belässt, obwohl ihm der behandelnde Arzt mitgeteilt hat, dass keine akute Gefährdung mehr besteht. In beiden Fällen hätte der Betreuer sich überdies strafbar gemacht.

Ein Einwilligungsvorbehalt gilt nur für die Zukunft. Hätte der Betreuer Anlass zu der Annahme gehabt, dass Herr Pauly einen Hang zu unsinnigen Vermögensverfügungen hat (vgl. das Beispiel auf Seite 110, hätte er das Gericht unverzüglich auffordern müssen, einen Einwilligungsvorbehalt anzuordnen. Für den Kauf des »untergegangenen« Ferraris müsste er dann geradestehen.

Ein Betreuer muss auch sicherstellen, dass Unterhaltsansprüche des Betreuten, Anträge auf öffentliche Förderungsmaßnahmen und Anträge auf Sozialleistungen rechtzeitig geltend gemacht und gegebenenfalls gerichtlich durchgesetzt werden.

> **! Haftpflichtversicherung abschließen**
> **TIPP** Es ist jedem Betreuer dringend zu raten, eine spezielle Haftpflichtversicherung für Betreuer abzuschließen. Die Kosten für eine solche Versicherung sind erstattungsfähig, wenn ein großes Vermögen zu verwalten ist oder besondere Risiken bestehen.

Welche Probleme kann es nach dem Ende der Betreuung geben?

Der Betreuer hat im Rahmen seines Aufgabenkreises die Interessen des Betreuten zu wahren. Er ist auch dem Gericht gegenüber rechenschaftspflichtig. Bei Beendigung der Betreuung hat der Betreuer eine Schlussabrechnung vorzulegen und zwar dem Betreuten selbst, wenn Grund für das Ende der Betreuung der Wegfall der Betreuungsbedürftigkeit war.

Macht der Betreute nicht innerhalb von drei Jahren eventuelle Schadenersatzansprüche geltend, hat der Betreuer in der Regel keine Haftungsansprüche mehr zu befürchten.

Tod des Betreuten

Oft endet die Betreuung mit dem Tod des Betreuten. Dann ist Adressat der Endrechnungslegung zwar noch das Betreuungsgericht. Die Erben des Betreuten können als Rechtsnachfolger des Betreuten aber Einblick in die Betreuungsakte nehmen und die Endabrechnung samt aller vorangegangener Abrechnungen und Belege einsehen. Sollten die Erben zu dem Schluss kommen, dass der Betreuer dem Betreuten einen Vermögensschaden zugefügt hat, können sie anstelle des Erblassers Schadenersatzansprüche geltend machen.

Ein Betreuer muss immer damit rechnen, dass eine Vermögensverfügung Jahre später noch überprüft wird. Oft kann man sich dann kaum noch daran erinnern, um was es bei der Verfügung ging, geschweige denn nachweisen, dass sie im Interesse des Betreuten erfolgte. Dass ein Gericht oder ein nachfolgender Betreuer dem Betreuer eine Entlastungserklärung gibt, ist rechtlich ohne Bedeutung. Dies kann allenfalls ein Indiz dafür sein, dass es keine Unregelmäßigkeiten gegeben hat.

> **! Kontoauszüge ordentlich verwahren**
> **TIPP** Jedem Betreuer ist dringend zu raten, die Betreuungsakten vollständig zu führen, sodass jede seiner Entscheidungen nachvollzogen werden kann. Insbesondere sollte aus den Kontoauszügen, die vollständig und gut verwahrt werden sollten, hervorgehen, für welche Zwecke Geld des Betreuten verwendet worden ist.

Problem Barabhebungen

Problematisch sind Verfügungen, für die es keine Kontoauszüge gibt. So sollte über Barabhebungen besonders sorgfältig Buch geführt werden: Zu welchem Zweck wurde das Geld vom Konto abgehoben? Auf wessen Veranlassung? Hat der Adressat das Geld erhalten?

Sollten Sie Geld für »Ihre« Betreute abgehoben haben, lassen Sie sich die Geldübergabe quittieren. Sollten Sie für sie einkaufen, bewahren Sie den Einkaufszettel auf. Inwieweit Sie all dies für praktikabel halten, müssen Sie nach dem Zuschnitt Ihrer Betreuung selbst entscheiden. Sie müssen immer damit rechnen, dass die Angehörigen von der Einrichtung der Betreuung nicht begeistert waren und später das »Haar in der Suppe« suchen.

Kapitel 10
Betreuung und Vorsorgeverfügungen

Genau wie man ein Testament rechtzeitig errichten sollte, kann und sollte man für den Fall der Betreuungs- und Pflegebedürftigkeit vorbeugend Anordnungen treffen. In sogenannten Vorsorgeverfügungen kann man vorab seinen Willen kundtun. Man kann insbesondere für den Fall der eigenen Hilfsbedürftigkeit oder Geschäftsunfähigkeit gegenüber dem Betreuungsgericht Wünsche hinsichtlich der Person des Betreuers äußern und Hinweise geben, wie die Betreuung geführt werden soll.

Wie kann der Betreute auf die Betreuung Einfluss nehmen?

Den Beteiligten des Betreuungsverfahrens ist vom Gericht rechtliches Gehör zu gewähren. Sie können sich etwa gegen die Anordnung aussprechen oder für einen anderen – enger oder weiter gefassten – Aufgabenkreis. Das Gericht entscheidet aber nach eigenem Ermessen. Es kann gegen den Willen des Betroffenen eine Betreuung anordnen, falls es ihn für betreuungsbedürftig hält. Es kann die Betreuerbestellung auch verweigern oder einen anderen Aufgabenkreis bestimmen als von den Beteiligten gewollt. Der Betroffene kann sich dagegen nur mit den Mitteln des Verfahrensrechts wehren (vgl. Seite 130).

Auch wer der Betreuer wird, entscheidet letztlich das Gericht. Es ist hier natürlich an gewisse gesetzliche Vorgaben gebunden (vgl. Seite 128) und wird auch den tatsächlichen oder mutmaßlichen Willen des Betreuten in seine Entscheidung mit einbeziehen.

Hat der Betreuer sein Amt einmal angetreten, hat er zwar den Willen des Betreuten zu beachten und muss auch in dessen Interesse handeln. Solange er dem Betreuten aber nicht objektiv schadet, also sein Vermögen schlecht verwaltet oder die Gesundheitsfürsorge vernachlässigt, kann der Betreuer frei agieren und weder vom Gericht noch vom Betreuten »gelenkt« werden.

Betroffener kann im Betreuungsverfahren häufig nicht mehr mitwirken

Die Betreuung wird angeordnet, wenn eine Person keine rechtsverbindlichen Erklärungen mehr abgeben kann. Ist der Betroffene offensichtlich noch bei guter Gesundheit, so wird ein Gericht eine Betreuerbestellung nicht einmal ernstlich in Erwägung ziehen. Die Frage wird in der Praxis regelmäßig erst dann akut, wenn der Betroffene tatsächlich ein wenig »nachgelassen« hat. Auch wenn das natürlich für die Entscheidungsfähigkeit noch nichts bedeuten muss: Oft ist man als älterer oder kranker Betroffener nicht mehr oder jedenfalls nicht mehr so »wie früher« in der Lage, sich zu äußern und gegenüber dem Gericht und dem Betreuer besonnen seine Position zu vertreten. Außerdem muss man bedenken, dass sich häufig auch jüngere Leute überfordert fühlen, wenn sie zum ersten Mal in die »Mühlen der Justiz« geraten.

Einflussnahme durch Vorsorgeverfügungen

Vorsorgeverfügungen sind der Oberbegriff für eine Reihe verschiedener »Anordnungen« für den Fall, dass man über seine Geschicke nicht mehr selbst entscheiden kann. Die wichtigsten Vorsorgeverfügungen sind

- die Betreuungsverfügung,
- die Vorsorgevollmacht und
- die Patientenverfügung.

In der Praxis auch gebräuchlich sind die Bestattungsverfügung und der Organspendeausweis. Testamente oder Erbverträge sind keine Vorsorgeverfügungen, sondern sogenannte Verfügungen von Todes wegen.

Vorsorgevollmacht – was ist das?

Mit einer Vorsorgevollmacht können Sie eine oder mehrere Vertrauenspersonen ermächtigen, Sie im Rechtsverkehr zu vertreten, wenn Sie Ihre Angelegenheiten ganz oder teilweise nicht mehr selbst besorgen können (Vorsorgefall). Der Bevollmächtigte kann dann an Ihrer Stelle Entscheidungen treffen und Verträge schließen. Die Vollmacht kann für verschiedene Angelegenheiten errichtet werden; in Betracht kommen insbesondere Geld- und Bankgeschäfte, Erbsachen, Immobiliengeschäfte, die medizinische Versorgung, Aufenthalts- und Wohnungsangelegenheiten.

Das Gesetz bestimmt, dass überall dort, wo der Betroffene seine Vertretung selbst geregelt hat, keine Betreuung eingerichtet wird. Das Betreuungsgericht darf nur dann noch eine Betreuung anordnen, wenn die Vollmacht nicht oder noch nicht gilt oder Anlass zur Sorge besteht, dass der Bevollmächtigte die Vollmacht missbrauchen wird.

Umfang der Vollmacht

Wenn Sie für alle persönlichen und Vermögensangelegenheiten einen Bevollmächtigten bestimmen (»Generalvollmacht«), wird das Betreuungsgericht in aller Regel die Anordnung einer Betreuung ablehnen. Das ist natürlich riskant, da man dem Bevollmächtigten umfassende Verfügungsgewalt über alle eigenen Angelegenheiten gibt und er nicht vom Gericht kontrolliert wird. Generalvollmachten sind in der Praxis dennoch sehr gebräuchlich. Das liegt einerseits daran, dass der Vollmachtgeber den von ihm selbst gewählten Vertretern vertraut, andererseits ist eine Generalvollmacht die einzige Möglichkeit, eine Betreuung zuverlässig zu verhindern.

> **! Zusätzlich Patientenverfügung errichten**
> **TIPP** Errichten Sie zusätzlich noch eine Patientenverfügung. Denn für den Fall des Sterbens oder einer tödlich verlaufenden Erkrankung darf der Bevollmächtigte keine eigenen Entscheidungen treffen. Es müsste dann ein Betreuer bestimmt werden. Verfügen Sie aber über eine Patientenverfügung, bedarf es keiner Betreuung, weil auch der Bevollmächtigte Ihren Willen ausführen darf.

Ab wann die Vollmacht gilt

Eine Vorsorgevollmacht soll nur für den Vorsorgefall gelten. Leider ist es gar nicht so einfach, zweifelsfrei festzulegen, wann dieser gegeben ist. Auch eine allgemeine Eingangsformel wie »Für den Fall, dass ich meine Angelegenheiten nicht mehr selbst besorgen kann, bestimme ich ..., dass« hilft daher nicht. Sie würde in der Praxis dazu führen, dass die Vollmacht nicht anerkannt wird. Letztlich müsste dann das Betreuungsgericht entscheiden, ob der Vorsorgefall eingetreten und die Vollmacht wirksam ist.

> **! Vollmacht ab sofort für wirksam erklären**
> **TIPP** Zweifelsfrei wirksam ist Ihre Vorsorgevollmacht nur, wenn Sie sie zeitlich unbeschränkt, ab sofort für gültig erklären.

Wie errichte ich eine Vorsorgevollmacht?

Eine Vorsorgevollmacht muss »schriftlich« abgefasst sein. Anders als beim Testament können Sie hier bei der Errichtung auch eine Schreibmaschine oder einen Computer in Anspruch nehmen. Die Vollmacht muss mit Ort und Datum versehen sein und von Ihnen handschriftlich unterzeichnet werden. Die einzelnen Seiten der Vollmacht sollten fest miteinander verbunden werden.

> **Lassen Sie Ihre Unterschrift öffentlich beglaubigen**
>
> Ihre Unterschrift sollten Sie öffentlich beglaubigen lassen. So kann hinterher niemand behaupten, die Erklärung stamme gar nicht von Ihnen. Es ist ärgerlich und später kaum mehr zu heilen, wenn jemand im Vorsorgefall behauptet, der Vollmachtgeber habe die Vollmacht gar nicht selbst errichtet. Schließlich sollten Sie bedenken, dass sich Unterschriften im Alter oft ändern: die Hand ist weniger beweglich als früher, vielleicht zittert sie, vielleicht ist man bereits bettlägerig und schreibt im Liegen anders als früher.

Öffentliche Beglaubigung bedeutet, dass man sein selbst erstelltes Dokument gegen eine geringe Gebühr vor einer öffentlichen Stelle unterzeichnet. Diese bestätigt mit Amtssiegel, dass tatsächlich die im Dokument als Unterzeichner genannte Person die Unterschrift geleistet hat. Amtspersonen kommen auch zu Ihnen nach Hause, falls Sie Ihre Wohnung nicht mehr verlassen können.

Jeder Notar kann öffentliche Beglaubigungen vornehmen. Auch die Betreuungsbehörden können die Unterschriften unter Vorsorgeverfügungen amtlich beglaubigen. In einigen Bundesländern gibt es weitere Stellen, die Beglaubigungen vornehmen können. Informieren Sie sich am besten bei Ihrer Gemeindeverwaltung.

Eine notarielle Protokollierung, also eine öffentliche Beurkundung der Vollmacht, ist nicht erforderlich, schadet aber auch nicht. Im Gegenteil: Der Notar darf nur dann beurkunden, wenn er sich sicher ist, dass sein Gegenüber geschäftsfähig ist. Entscheidet man sich für eine öffentliche Beurkundung, ist eine zusätzliche Beglaubigung entbehrlich.

> **! Bestätigung der Geschäftsfähigkeit**
> Lassen Sie sich ihre Geschäftsfähigkeit im Zeitpunkt der Errichtung der Vollmacht sicherheitshalber ärztlich bestätigen.

Bank- und Postvollmacht

Vorsicht: Wenn Sie Ihren Vertreter in der Vollmacht ermächtigt haben, Ihre Bank- und Postangelegenheiten zu erledigen, müssen Sie darauf achten, dass Banken im Regelfall verlangen, dass eine Kontovollmacht auf einem institutseigenen Formular errichtet wird. Sie sollten dem nachkommen und zusätzlich zur Vorsorgevollmacht auch noch eine gesonderte Konto- bzw. Postvollmacht erteilen.

Was muss eine Vorsorgevollmacht beinhalten?

Die Vollmacht muss in jedem Fall Aussagen dahin gehend enthalten,

- wer sie errichtet hat und wer bevollmächtigt ist (jeweils mit Angabe von Vorname, Name, Geburtsdatum und -ort sowie aktuellem Wohnort), ferner
- in welchem Umfang der Bevollmächtigte handlungsbefugt ist.

Erteilen Sie nur jeweils einer Person die Vollmacht. Wenn Aufgabenbereiche unklar sind oder sich überschneiden, kann es leicht zu Konflikten zwischen den Bevollmächtigten kommen. Die Vollmacht »funktioniert« dann nicht. Das Betreuungsgericht wird dann eine Betreuung anordnen. Sie sollten aber Ersatzpersonen benennen für den Fall, dass ein Bevollmächtigter für Sie nicht tätig werden kann oder will.

> **! TIPP Aufgabenkreise genau beschreiben**
> Beschreiben Sie die Aufgabenkreise des Bevollmächtigten möglichst genau. Wenn Sie wünschen, dass der Bevollmächtigte zur Vertretung in allen Angelegenheiten befugt sein soll (Generalvollmacht), sollten Sie dennoch eine Liste von Aufgaben aufstellen, für die Ihr Vertreter zuständig sein soll. Damit stellen Sie klar, dass Sie sich über den Umfang der Vollmacht im Klaren waren.

Ab wann soll die Vollmacht gelten soll

Eine Vollmacht gilt im Zweifel immer ab sofort. Wollen Sie, dass die Vollmacht erst ab einem späteren Zeitpunkt oder gar erst ab dem Vorsorgefall gelten soll, müssen Sie den Zeitpunkt datieren bzw. den Vorsorgefall möglichst genau beschreiben. Vgl. dazu Seite 172.

Erlaubnis von »Insichgeschäften«

Es ist denkbar, dass der durch die Vollmacht eingesetzte Bevollmächtigte »mit sich selbst« Verträge schließt. Weil es hier leicht zum Missbrauch kommen kann, ist das Gesetz sehr strikt und verbietet solche »Insichgeschäfte« in § 181 BGB.

Das Verbot des Insichgeschäfts kann man in der Vollmacht aufheben, also ausdrücklich erlauben, dass der Vertreter mit sich selbst Verträge schließen kann. Beachten Sie: Zwar sollte man die Vollmacht möglichst flexibel gestalten, gleichwohl sind mit der Aufhebung des Verbots des Insichgeschäfts auch besondere Risiken verbunden.

> **BEISPIEL** Herr Watzke hat seinem Sohn eine Generalvollmacht erteilt. Nachdem Herr Watzke ins Pflegeheim umgezogen ist, verkauft der Sohn das Haus des Vaters in dessen Namen an sich selbst. Das ist gesetzlich grundsätzlich nicht möglich.

> **! Betreuungsverfügung**
> **TIPP** Für den Fall, dass unklar ist, ob eine Vollmacht wirksam ist, ob sie für einen bestimmten Bereich gilt oder ab wann sie gelten soll, sollten Sie in der Vollmacht bestimmen, dass der Bevollmächtigte in diesem Fall auch ihr Betreuer sein soll.

Was ist besser – eine Vorsorgevollmacht oder eine Betreuung?

Die Betreuung wird von vielen Betroffenen als Einmischung in ihre Angelegenheiten angesehen, die sie unbedingt verhindern wollen. Dass man mit der Errichtung einer Vorsorgevollmacht, insbesondere einer zeitlich unbeschränkten Generalvollmacht, erhebliche Risiken eingeht, übersehen viele. Insbesondere kann es gefährlich sein, wenn der Betroffene außer dem Bevollmächtigten keine Angehörigen oder sonstigen Vertrauenspersonen mehr hat, die dem Bevollmächtigten »auf die Finger schauen« können.

Sie müssen sich vor der Errichtung einer Vorsorgeverfügung fragen, was Ihnen wichtiger ist: Wollen Sie in jedem Fall eine Betreuung verhindern oder wollen Sie sich so weit wie möglich vor einem Missbrauch schützen?

Ein Betreuer wird vom Gericht regelmäßig kontrolliert. Die Betreuung ist daher in der Regel der sicherste Schutz für Ihr Vermögen. Dagegen ist ein Betreuer deutlich unflexibler als ein Vorsorgebevollmächtigter. Dieser kann auch Maßnahmen treffen, die ein Gericht verhindern würde (z. B. einen Wohnungswechsel).

Todesfallvorsorge

Während die Betreuung mit dem Tod des Betreuten endet, bleibt die Vollmacht grundsätzlich auch über den Tod hinaus gültig. Man kann einem Bevollmächtigten daher z. B. Anweisungen geben, wie die Beerdigung ausgerichtet werden soll (Bestattungsverfügung) und welche Angelegenheiten unmittelbar nach dem Tod zu organisieren sind. Ein Testament ist für diese Art Anordnungen ungeeignet, da letztwillige Verfügungen oft erst Wochen nach der Beerdigung eröffnet werden.

Kontrolle des Bevollmächtigten

Der Bevollmächtigte hat zunächst ein eigenes Interesse, über seine Maßnahmen – insbesondere in finanziellen Angelegenheiten – genau Buch zu führen. Denn die Erben des Vertretenen oder ein später bestellter Betreuer oder Kontrollbetreuer können seine Vermögensverfügungen kontrollieren und sich bei Unregelmäßigkeiten bei ihm schadlos halten.

Kontrollbevollmächtigter und Kontrollbetreuer

Es ist möglich, den Bevollmächtigten aktiv zu kontrollieren. Sie können etwa in der Vollmacht einen Kontrollbevollmächtigten benennen. Dieser hat das Recht, vom Bevollmächtigen Auskunft zu verlangen und gegebenenfalls die Vollmacht zu widerrufen. Eine vergleichbare Aufgabe hat ein Kontrollbetreuer, den das Betreuungsgericht auf Ihren Antrag hin oder von Amts wegen bestellen kann (vgl. Seite 116).

Die Angehörigen des Betroffenen können dem Bevollmächtigen ebenso wenig Vorgaben machen wie dem Betreuer. Haben sie begründete Zweifel an der Loyalität des Bevollmächtigten und können sie ein Fehlverhalten beweisen, können sie beim Betreuungsgericht anregen, dass ein Betreuungsverfahren eingeleitet wird.

Betreuungsverfügung – was ist das?

Sollte der Betroffene bei Einleitung des Betreuungsverfahrens oder nach Anordnung der Betreuung nicht mehr in der Lage sein, sich zum Verfahren eine Meinung zu bilden oder seinen Willen zu äußern, müssen Gericht und Betreuer dessen mutmaßlichen Willen ermitteln. Das kann recht schwierig sein. Man kann Angehörige und Vertrauenspersonen befragen oder man prüft frühere Aussagen des Betroffenen (z. B. in Briefen) über seine moralischen Vorstellungen, zu einem möglichen Heimaufenthalt, zum Umgang mit Geld, zu seinen Angehörigen usw.

> **MUSTER**
> »Sollte eine gerichtliche Betreuung notwendig werden, soll Herr/Frau ..., geboren am ..., in ..., wohnhaft ..., zu meiner Betreuerin/zu meinem Betreuer bestellt werden. Ersatzweise bestimme ich ... Auf keinen Fall soll mein Sohn ... zu meinem Betreuer bestimmt werden.«

Der Betroffene selbst kann dieser Unsicherheit dadurch vorbeugen, dass er rechtzeitig eine Betreuungsverfügung errichtet. In dieser Vorsorgeverfügung kann er z. B. bestimmen, wer die Betreuung im Fall der Fälle übernehmen soll. Er kann auch verfügen, wer auf keinen Fall zu seinem Betreuer bestimmt werden soll.

Sie können auch Wünsche an Ihren künftigen Betreuer richten, etwa, dass Sie in Ihrer Wohnung gepflegt werden wollen, dass

Sie bei einem notwendigen Heimaufenthalt ein bestimmtes Heim vorgeben oder allgemeine Vorgaben über die Art Ihrer Betreuung machen.

 Betreuungsverfügung und Vorsorgevollmacht

Auch wenn Sie bereits eine Vorsorgevollmacht errichtet haben und keine Betreuung wünschen, ist es nie völlig auszuschließen, dass trotzdem einmal eine Betreuung angeordnet wird. Eine zusätzliche Betreuungsverfügung ist deshalb empfehlenswert. Sie sollten in der Vollmacht jedenfalls klarstellen, dass Sie sich den Bevollmächtigten im Zweifel auch als Ihren Betreuer wünschen.

Formelle Voraussetzungen

Während Sie bei der Errichtung einer Vorsorgevollmacht geschäftsfähig sein müssen, ist das bei einer Betreuungsverfügung nicht zwingend notwendig. Es genügt, wenn Sie in der Lage sind, die Tragweite Ihrer Entscheidungen zu erfassen.

Die Betreuungsverfügung muss schriftlich abgefasst und von Ihnen unter Angabe von Ort und Datum unterschrieben sein.

Unterschrift öffentlich beglaubigen lassen
Eine notarielle Beurkundung der Betreuungsverfügung ist nicht notwendig. Empfehlenswert ist, wie schon bei Vorsorgevollmacht und Patientenverfügung, die Unterschrift öffentlich beglaubigen zu lassen. So kann später niemand behaupten, die Erklärung stamme gar nicht von Ihnen.

Was ist eine Patientenverfügung?

Bevollmächtigte und Betreuer dürfen nicht selbst entscheiden, ob der Vertretene im Fall einer tödlich verlaufenden Erkrankung oder im »natürlichen« Sterbeprozess am Leben erhalten werden soll oder ob die medizinische Versorgung eingestellt wird. Dies ist allein Sache des Betroffenen.

Kann der Betroffene diese Entscheidung nicht mehr selbst treffen, wird das Betreuungsgericht in aller Regel anordnen, dass das medizinisch Mögliche getan werden soll, um ihn am Leben zu erhalten. Die Körperfunktionen eines tödlich Erkrankten oder Sterbenden werden dann so lange mittels künstlicher Ernährung und medizinischer Geräte aufrecht erhalten, bis der Betroffene sich erholt hat oder trotz aller intensivmedizinischen Unterstützung stirbt.

In einer Patientenverfügung kann der Betroffene festlegen, welche Behandlungen bei einer Erkrankung durchgeführt oder nicht durchgeführt werden sollen.

Eine Patientenverfügung ist keinesfalls automatisch eine »Geräte-Abschalt-Verfügung«. Der Betroffene soll frei entscheiden können, was er sich für den medizinischen Extremfall wünscht. Er kann sich also durchaus dafür aussprechen, am Leben erhalten zu werden, etwa in der Hoffnung, dass der medizinische Fortschritt ihm ein paar Jahre später zugutekommen wird.

Bindende Vorgaben

Betreuer und Bevollmächtigter sind verpflichtet, dem Willen des Vertretenen »Ausdruck und Geltung zu verschaffen«. Sie müssen die Patientenverfügung durchsetzen, notfalls gerichtlich, wenn Ärzte und Pflegepersonal sie nicht respektieren wollen. Allerdings müssen die Vertreter des Betroffenen die Verfügung nur beachten, wenn deren »Festlegungen auf die aktuelle Lebens- und Behandlungssituation zutreffen«. Ist dem nicht so, so muss der mutmaßliche Wille des Betroffenen ermittelt und sodann umgesetzt werden.

Angenommen, im Beispiel aus Seite 109 hätte Herr Schmidt eine Patientenverfügung errichtet und darin niedergelegt, dass er um seiner Frau willen so lange wie möglich am Leben erhalten werden möchte. Da seine Frau sich nunmehr von ihm scheiden lässt, hätte sich seine Lebenssituation erheblich geändert. Der Betreuer hätte nun herauszufinden, ob Herr Schmidt auch für den Fall der Scheidung noch denselben Lebenswillen gehabt hätte.

Wie der mutmaßliche Wille zu ermitteln ist, sagen § 1901a Abs. 2 Satz 3 und 4 BGB: »Der mutmaßliche Wille ist aufgrund konkreter Anhaltspunkte zu ermitteln. Zu berücksichtigen sind insbesondere frühere mündliche oder schriftliche Äußerungen, ethische oder religiöse Überzeugungen und sonstige persönliche Wertvorstellungen« des Betroffenen.

Auch wenn Sie nicht sicher sind, ob Sie oder Ihr betroffener Angehöriger noch in der Lage sind, eine Patientenverfügung zu errichten: Legen Sie Ihre Wünsche und Vorstellungen in einem Brief nieder oder regen Sie Ihre Familienangehörigen an, dies zu tun.

Auf was muss ich bei der Errichtung einer Patientenverfügung achten?

Eine Patientenverfügung kann nach § 1901 a BGB errichten, wer »einwilligungsfähig« ist. Man muss also nicht zwingend geschäftsfähig sein, aber Art, Bedeutung, Tragweite und Risiken der gesundheitlichen Maßnahmen erfassen und sich über sie einen Willen bilden können.

Die Patientenverfügung muss schriftlich verfasst sein. Hier gilt das zur Vorsorgevollmacht Gesagte entsprechend (vgl. Seite 174 f.).

Gegenstand der Verfügung müssen »bestimmte«, zum Zeitpunkt der Festlegung »noch nicht unmittelbar bevorstehende Untersuchungen seines Gesundheitszustands, Heilbehandlungen oder ärztliche Eingriffe« sein: Es genügt also nicht, allgemein zu erklären, dass man »im Zweifel« möchte, dass »die Geräte« abgestellt werden sollen. Sie müssen schon genau beschreiben, für welche Situation die Verfügung gelten soll.

> **Arzt einschalten**
>
> **TIPP** Reden Sie mit Ihrem Arzt. Er kann Ihnen die konkreten medizinischen Situationen und mögliche Behandlungsmethoden mit den damit verbundenen Konsequenzen erklären. Lassen Sie sich das Gespräch schriftlich bestätigen.

Sie müssen sodann konkrete Anordnungen für eine konkrete medizinische Situation treffen; so z. B., ob

- lebenserhaltende Maßnahmen oder Wiederbelebungsversuche unternommen werden sollen,
- Sie künstlich ernährt oder mit Flüssigkeit versorgt werden wollen,
- Ihre Schmerzen gelindert werden sollen und ob dies auch gelten soll, wenn sich hierdurch Ihr Leben verkürzt;
- Ihre Organe nach Ihrem Tod für eine Organspende zur Verfügung gestellt werden sollen.

Keine Vordrucke verwenden

Viele Organisationen stellen kostenlose Vordrucke für Patientenverfügungen bereit.

Wir raten Ihnen davon ab, diese zu verwenden, insbesondere solche, in denen Sie Ihre Wünsche einfach ankreuzen. Gegen die meisten Vordrucke ist inhaltlich gar nichts einzuwenden. Der Gesetzgeber möchte aber, dass der Betroffene eine eigene Erklärung abgibt. Sie sollten sich daher von einem Rechtsanwalt oder einem Notar eine Patientenverfügung erstellen lassen, die Sie anschließend unterzeichnen. Oder Sie schreiben die Erklärung aus einem Vordruck, der Ihnen zusagt, noch einmal komplett ab. So bekräftigen Sie, dass es sich um Ihre persönliche Verfügung handelt.

Keine regelmäßige Bestätigung

Patientenverfügungen haben kein »Verfallsdatum«. Es ist nicht notwendig, die Verfügung alle paar Jahre durch Unterschrift zu bekräftigen.

Wo sollte ich meine Vorsorgeverfügung aufbewahren?

Zunächst sollten Sie den von Ihnen eingesetzten Bevollmächtigten oder Wunschbetreuer und Ihre Vertrauenspersonen informieren, dass Sie eine Vorsorgeverfügung errichtet haben und wo Sie das Original Ihrer Verfügung aufbewahrt haben.

 Bevollmächtigten bzw. Wunschbetreuer informieren

Klären Sie mit Ihrem Bevollmächtigten oder Wunschbetreuer unbedingt ab, ob er Sie später vertreten will. Das gilt vor allem für die Betreuungsverfügung: Da der von Ihnen benannte Betreuer von Gesetzes wegen verpflichtet ist, die Betreuung zu übernehmen, sollte er nicht erst vom Gericht von Ihrem Wunsch erfahren.

Eine Betreuungs- oder Patientenverfügung können Sie Ihrer Vertrauensperson durchaus auch schon aushändigen. Bei Vorsorgevollmachten kann dies unter Umständen riskant sein, insbesondere wenn Sie eine sofort geltende Generalvollmacht erteilen.

Hinterlegung bei Gericht

Anders als Testamente können Sie Vorsorgeverfügungen nicht bei Gericht hinterlegen. Diese vermeintliche Lücke füllen verschiedene kommerzielle Hinterlegungsanbieter. Eine Hinterlegung ist unserer Auffassung nach wenig sinnvoll: Ihre Vertrauensperson muss möglichst ohne große Schwierigkeiten in den Besitz des Originalschriftstücks kommen können, um sich gegenüber Gerichten, Ärzten, Behörden oder Banken ausweisen zu können. Das Original sollte einfach so aufbewahrt werden, dass es von Ihrer Vertrauensperson im Fall der Fälle schnell gefunden werden kann. Es ist auch empfehlenswert, in Ihrer Brieftasche einen Hinweis auf die Verfügung und deren Hinterlegungsort mitzuführen.

> **! Nicht ins Bankschließfach!**
> Keinesfalls sollten Sie die Verfügungen in einem Bankschließfach aufbewahren. Denn Zugang zum Schließfach bekommt nur, wer nachweisen kann, dass er verfügungsberechtigt ist. Befindet sich dieser Nachweis aber im Schließfach, sitzt Ihr Vertreter in der Zwickmühle.

Registrierung

Sie können Ihre Vorsorgeverfügung auch einfach registrieren lassen. Ein seriöser und kostengünstiger Anbieter ist das Zentrale Vorsorgeregister der Bundesnotarkammer (www.vorsorgeregister.de). Dort wird nicht etwa die Verfügung selbst aufbewahrt, sondern es werden Angaben zum Verfügenden, zum Inhalt und zum Datum der Verfügung, deren Aufbewahrungsort und den Bevollmächtigten registriert. Ausschließlich die Gerichte, die über die Anordnung einer Betreuung bzw. ärztliche Maßnahmen im Sterbefall zu entscheiden haben, können die gespeicherten Daten einsehen.

Die Registrierung einer Verfügung im Zentralen Vorsorgeregister kostet circa 20 Euro.

Stichwortverzeichnis

A

Akteneinsicht 91
Alltagskompetenz 46
Alterserscheinungen 27
Anhörung 90
 – im Betreuungsverfahren 137
Arbeitsunfall 59
Arbeitsverhältnis 80 f.
Arztbesuch 35, 89
Aufenthaltsbestimmung 108 f.

B

Beaufsichtigung 28
Begründungspflicht 90
Begutachtung 85
Behandlungspflege 15, 67
Behinderung 24, 26 f.
Beitragssatz 16
Beitragszuschuss 81
Berufskrankheit 59
Beschwerde 130
Beschwerderecht 132
Bestallungsurkunde 137, 138
Bestattung 114
Bestellungsbeschluss 137
Betreuer 107, 139 ff.
 – Abberufung 163
 – Auswahl 128 f.
 – Beratung 154
 – Haftung 153 ff.
 – Haftungsrisiken 164 f.
 – Pflichtverletzungen 162 f.
 – Tätigkeit 135 ff.
 – Überwachung 153 ff.
Betreuerauswahl 128
Betreuerausweis 137, 138
Betreuung 105 ff.
Betreuungsakte 139
Betreuungsanregung 124
Betreuungsantrag 122 f.
Betreuungsbehörden 127, 154
Betreuungsgericht 155
Betreuungsvereine 126, 154
Betreuungsverfahren 124 f.
Betreuungsverfügung 177, 180 f.

E

Einkünfte, Anrechnung auf 62
Einwilligungsfähigkeit 184
Einwilligungsvorbehalt 107, 111, 112 f.
Elternunterhalt 103
Entgeltfortzahlung 80
Ergänzungsbetreuer 117
Ernährung 29, 32 f.
Ersatzpflege 55

F

Freiheitsentziehung 160
Freizeitgestaltung 109

G

Gegenbetreuer 117
Genehmigungsvorbehalt 155, 156 f.
Geschäftsfähigkeit 106 f.
 – beschränkte 106
Geschäftsunfähigkeit 106
Gesundheitsfürsorge 108, 146 f., 158
Grundpflege 29, 40
Grundsicherung 63, 79

Stichwortverzeichnis

H

Härtefall 42 f., 60 f., 69
Hartz IV 62, 79
Häusliche Pflege 21, 54 f.
Hauswirtschaftliche Versorgung 29, 36 f.
Hilfebedarf 25
Hilfsmittel, technische 72
Höchstbeträge 57, 67, 68 f.

I

Insichgeschäft 177
Investitionskosten 69

K

Kindern, Pflege von 48 f.
Klage 93, 94
Kombinationsleistungen 43, 64 f.
Kontovollmacht 175
Kontrollbetreuer 116, 179
Kontrollbevollmächtigter 179
Körperpflege 29, 30 f.
Krankheit 24, 26 f.
Kündigungsschutz 81
Kurzzeitpflege 70 f.

L

Leistungen im Pflegefall 51 ff.

M

Medizinischer Dienst 86
Mobilität 29, 34 f.
Mutmaßlicher Wille 183

N

Nachlasspfleger 115
Nachlasssicherung 115

P

Patientenverfügung 147, 173, 182 ff.
Personensorge 108 f., 144 f.
Pflege 14
– häusliche 54 f.
– stationäre 21
– teilstationäre 21, 66 f.
– vollstationäre 68 f.
Pflegebedürftigkeit 18, 23 ff.
Pflegeberatung 53
Pflegedienst 52, 56
Pflegefall, Leistungen im 51 ff.
Pflegegeld 58 ff.
Pflegeheim 17, 66, 68
Pflegehilfsmittel 72 f.
Pflegekasse 16
Pflegeleistung 17
Pflegeperson, Leistungsanspruch der 76 f.
Pflegesachleistungen 43, 56 f.
Pflegestufe 38 ff.
Pflegetagebuch 88 f.
Pflegeversicherung
– gesetzliche 16, 92 f.
– private 16, 94 f.
– soziale 15, 18

R

Rechnungslegung 142 f., 155
Rechtsbehelf 91, 92
Rentenversicherung 76

S

Sachverständigengutachten 125
Schenkungen des Betreuers 148 f.
Schwerbehinderung 24
Sozialhilfe 18
Sozialversicherungsbeitrag 62
Stationäre Pflege 21
Sterilisation 159

Stichwortverzeichnis

T

Tätigkeitsnachweis des Betreuers 150
Teilstationäre Pflege 21, 66. f.

U

Überleitungsanzeige 102 f.
Umgang 109
Umzug 75
Unfallversicherung, gesetzliche 61
Unfallversicherungsschutz 77
Unterbringung 109
– des Betreuten 160 f.
Unterhalt, Haftung für 100 f.
Unterkunft 69

V

Verfahrenspfleger 107, 124
Verhinderungspflege 70
Verjährung 94
Vermögenssorge 108, 140 f.
Vermögensverwaltung 140
Verpflegung 69
Verpflegungskosten 67
Versicherte 16
Versicherungspflicht 19
Vollstationäre Pflege 68 f.
Vorsorgeregister 186
Vorsorgeverfügung 111, 127, 169 ff., 172 ff., 181

W

Wartezeit 84
Widerspruch 92 f.
Wohnumfeldverbessernde Maßnahmen 74 f.
Wohnung 54

Z

Zeitaufwand 31, 33, 35, 37, 39, 49
Zuzahlung 73

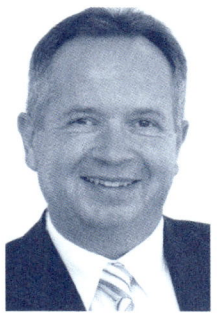

Günther Dingeldein ist Fachanwalt für Arbeitsrecht und Fachanwalt für Erbrecht. Auf diesen Gebieten hält er regelmäßig Vorträge und veröffentlichte zahlreiche Artikel.

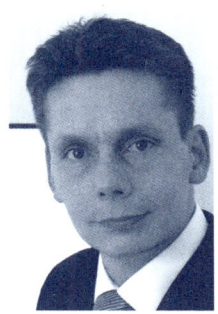

Peer Frank ist Fachanwalt für Sozialrecht. Weitere Tätigkeitsschwerpunkte sind das Arbeits- und das Verwaltungsrecht.

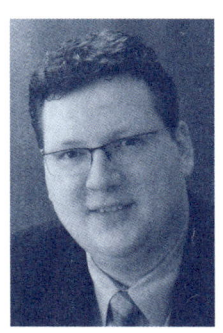

Rechtsanwalt Martin Wahlers ist schwerpunktmäßig im Familienrecht und im Erbrecht tätig. Er befasst sich insbesondere mit Fragen des internationalen Familien- und Erbrechts.

Das Heft zur TV-Sendung **ARD Buffet**®

Mit raffinierten Rezepten und vielen Deko-Ideen

- **Kochen:** Viele Köstlichkeiten, passend zur Jahreszeit – außerdem genussvolle Gerichte unserer ARD-Buffet-Köche.

- **Backen:** Super leckere Kuchen und himmlische Kleinigkeiten versüßen Ihre Kaffeetafel.

- **Deko:** Ob für drinnen oder draußen – kreative Ideen, die Ihr Leben noch schöner machen.

- **Ratgeber:** Aktuelles rund um Gesundheit, Geld, Recht & Garten – alles, was Sie wissen sollten.

Jeden Monat neu im Zeitschriftenhandel